Melanie Poech

Wand-Pilates

12 effektive Workouts mit über
70 einfachen Übungen

Mit
Step-by-Step-
Anleitungen
und Fotos

Zur Autorin

Melanie Poech ist zertifizierte Yoga- und Pilates-Trainerin mit 5 Jahren Lehrerfahrung und über 10 Jahren eigener Praxis. Sie hat umfangreiche Aus- und Weiterbildungen in verschiedenen Yoga- und Pilates-Stilen absolviert, um ihre Schüler optimal zu unterstützen. Ihr Ziel ist es, ihren Schülern zu einem besseren Körperbewusstsein zu verhelfen, Freude an der Bewegung zu vermitteln und den Körper achtsam und nachhaltig zu trainieren. Dafür hat Melanie ihren eigenen Stil entwickelt, der die effektivsten Elemente aus Yoga und Pilates miteinander vereint. Im deutschsprachigen Raum ist sie durch ihren YouTube Kanal *„Yoga mit Melanie“* bekannt geworden und wird regelmäßig als Expertin in renommierten Magazinen herangezogen.

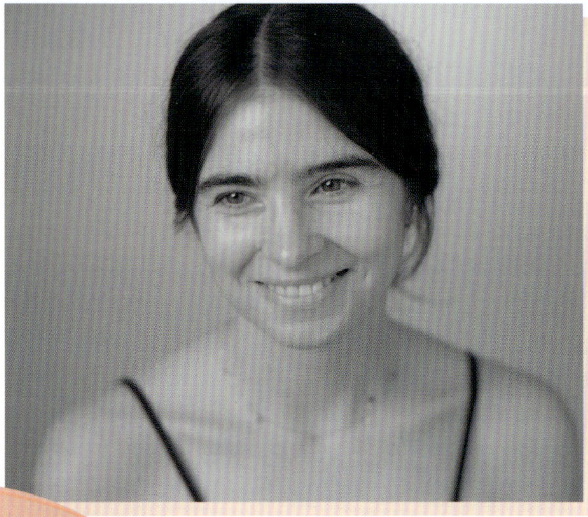

Webseite:
www.yogamitmelanie.de

Instagram:
@melaniekristinayoga

Bildnachweis

Übungsfotos: Melanie Poech und Lukas Galke
Porträtfoto: paulgeorggalke
Schmuck-Illustrationen: stock.adobe.com: © Rubbble, © pico, © Polina Tomtosova

Wichtiger Hinweis: Bitte konsultiere bei gesundheitlichen Problemen, vorhandenen Verletzungen oder einer Schwangerschaft einen Arzt, bevor du mit dem Training beginnst. Starte nicht ohne vorheriges Aufwärmen. Falls während der Ausführung der Übungen Schmerzen auftreten, solltest du die Ausführung abbrechen und mit einem Arzt Rücksprache halten, bevor du weitertrainierst. Überfordere dich nicht, passe dein Training deiner persönlichen körperlichen Verfassung an.

Inhalt

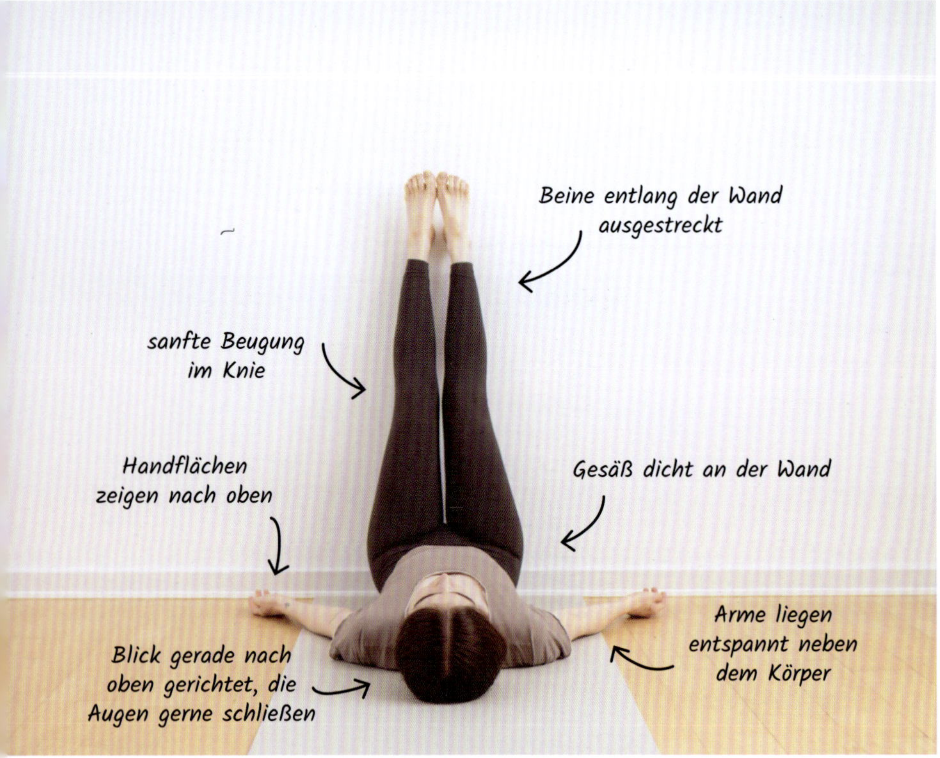

Legs up the Wall

1. Lege dich mit dem Gesäß dicht an die Wand auf den Rücken, die Beine gestreckt nach oben an der Wand entlang. Der Rest deines Körpers ist entspannt. Um den unteren Rücken zu entlasten, kannst du ein kleines Kissen oder eine gerollte Decke unter dein Becken legen.
2. Halte eine leichte Beugung in den Knien, damit die Haltung bequem bleibt und du dich vollständig entspannen kannst. Schließe die Augen und bleibe mindestens 10 Atemzüge hier.

TIPP: Wenn es angenehmer ist, kannst du die Knie mehr beugen oder etwas weiter von der Wand wegrücken. Mach es dir so gemütlich wie möglich, um die volle Entspannung zu genießen.

Einleitung

WAS IST WAND-PILATES?

Pilates ist eine sanfte Methode, um die Muskeln zu stärken und die Haltung zu verbessern. Wand-Pilates ist eine moderne Form von Pilates, bei der die Übungen mit einer Wand als Hilfsmittel durchgeführt werden. Dabei wird die Wand genutzt, um die Ausrichtung zu erleichtern, das Gleichgewicht zu unterstützen und um die Intensität der Übungen besser anpassen zu können. Wand-Pilates erfreut sich aktuell großer Beliebtheit, weil man kaum Equipment braucht und die Übungen bequem zuhause ausführen kann. Wie auch bei anderen Pilates-Varianten spielen im Wand-Pilates die sechs Grundprinzipien nach Pilates eine große Rolle: Atmung, Konzentration, Kontrolle, Zentrierung, Präzision und Flow.

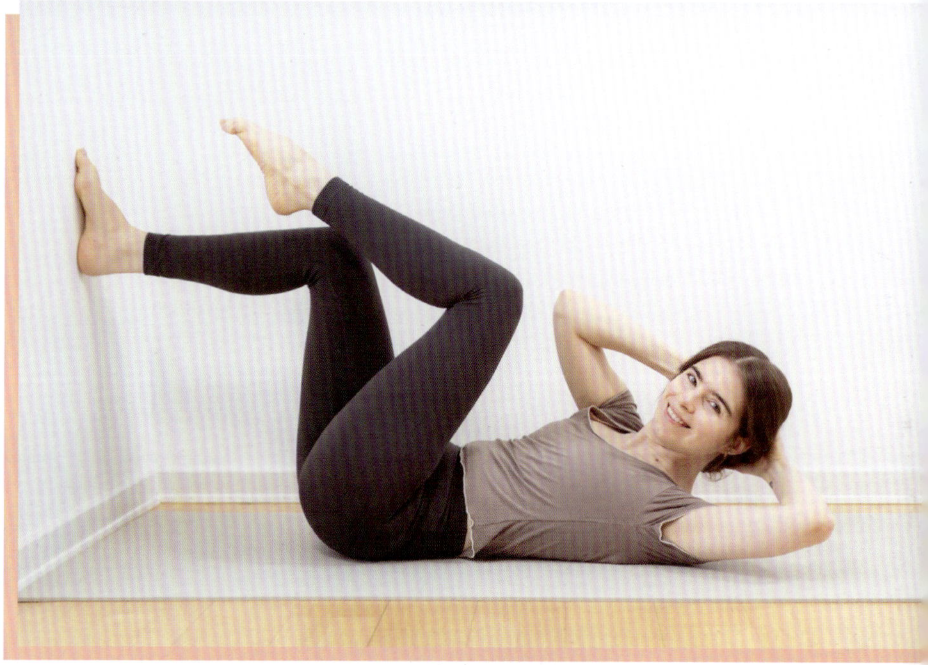

DIE SECHS GRUNDPRINZIPIEN NACH PILATES

Beim Wand-Pilates ist es besonders wichtig, auf die richtige Ausführung der Übungen zu achten und sich möglichst genau an die empfohlene Ausrichtung zu halten **(Präzision)**. Die Übungen werden bewusst und achtsam durchgeführt **(Kontrolle)** und folgen üblicherweise einem fließenden Bewegungsablauf **(Flow)**. Die Bewegungen werden dabei primär von der Core-Muskulatur geleitet **(Zentrierung)**. Eine bewusste **Atmung** unterstützt zudem die richtige Ausführung der Übungen. Durch **Konzentration** auf die speziellen Muskelgruppen werden die Muskeln besonders effektiv aktiviert – lenke deine Aufmerksamkeit also ganz auf deinen Körper, dein Workout und auf den Ablauf der Übungen.

WAS SIND DIE VORTEILE VON WAND-PILATES?

Wand-Pilates eignet sich besonders, um die Körperwahrnehmung und -kontrolle zu verbessern und den gesamten Körper zu stärken, insbesondere die Core-Muskulatur, den Bauch, die Beine, den Po und den Rücken. Das Besondere an Wand-Pilates ist, dass du die Wand flexibel als Hilfsmittel einsetzen kannst. Mit der Wand kannst du die Intensität von klassischen Pilates-Übungen besser variieren. Du kannst die Übungen also sowohl anstrengender als auch zugänglicher machen und gezielt verschiedene Muskelgruppen ansprechen. Beim Wand-Pilates ist also für jeden etwas dabei – sowohl für Anfänger als auch für Fortgeschrittene und durch die Vielzahl an möglichen Übungen wird es nicht langweilig. Ganz im Gegenteil: Dadurch, dass Wand-Pilates so abwechslungsreich ist, merkst du während eines Workouts kaum, wie sehr du deine Muskeln beanspruchst und trainierst – spürst danach aber doch, dass das Workout effektiv war. Außerdem bietet Wand-Pilates einen ganz praktischen Vorteil: du kannst die Übungen bequem zuhause machen.

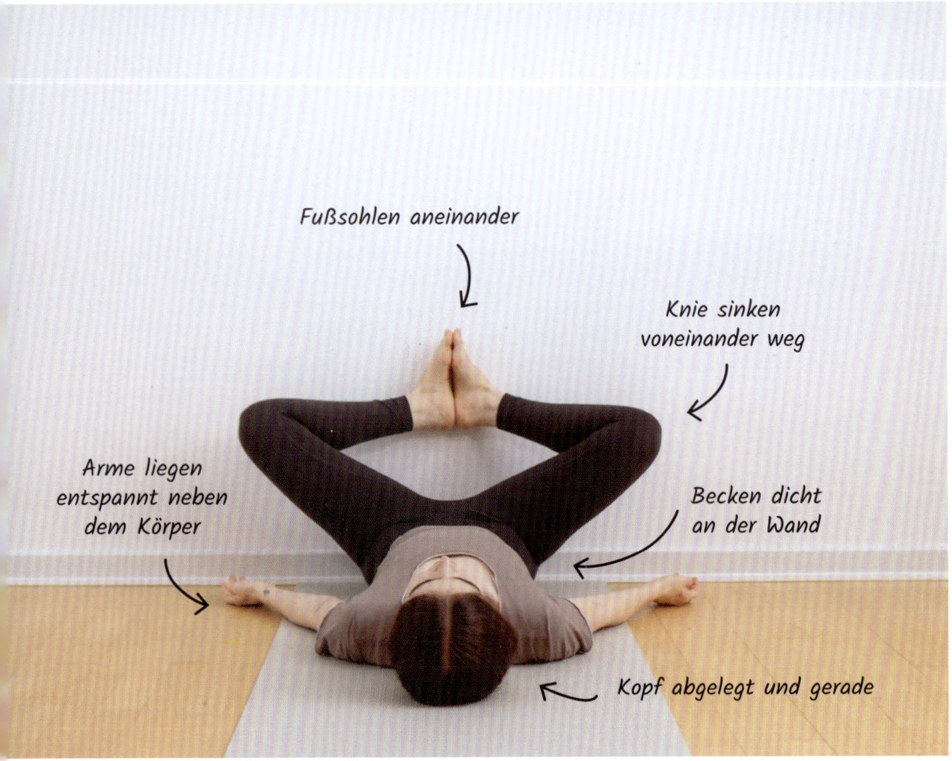
Fußsohlen aneinander
Knie sinken voneinander weg
Arme liegen entspannt neben dem Körper
Becken dicht an der Wand
Kopf abgelegt und gerade

Schmetterling an der Wand

1. Lege dich mit dem Rücken auf die Matte und platziere das Becken so dicht wie möglich an der Wand. Ziehe die Knie zum Oberkörper. Sobald du entspannt liegst, bringe die Fußsohlen an der Wand zusammen und lass die Knie nach außen sinken, sodass sie sanft zur Seite zeigen.

2. Die Schwerkraft unterstützt dich hier dabei, die Hüfte zu öffnen und die Innenseiten der Oberschenkel zu dehnen. Versuche, die Position entspannt zu halten und tief zu atmen. Mit jedem Ausatmen kannst du die Dehnung ein wenig intensiver wahrnehmen, ohne dabei die Spannung in den Schultern oder im Nacken zu erhöhen.

3. Bleibe für 5–8 Atemzüge oder länger in dieser Position und genieße die beruhigende Wirkung des Schmetterlings an der Wand.

Weiter geht's auf dem nächsten Blatt.

WORAUF SOLLTEST DU BEIM WAND-PILATES ACHTEN?

Zunächst solltest du immer auf den eigenen Körper hören und nur so weit gehen, dass die Übungen keine Schmerzen verursachen. Im Zweifelsfall also lieber weniger Wiederholungen machen oder die Übung so anpassen, dass du sie präzise durchführen kannst. Oft kannst du genau dafür die Wand als Hilfsmittel verwenden. Achte außerdem darauf, dass deine Haltung stets aktiv ist, zum Beispiel durch Anspannen der Bauchmuskeln. Ein Spiegel kann außerdem dabei helfen, deine Ausrichtung zu überprüfen. Versuche, die Übungen mit bewusster Atmung durchzuführen. Horche aber auch hier in dich hinein, ob sich die Übung und die Atmung für dich gut anfühlt. Wenn sich der Atemrhythmus nicht passend anfühlt, kannst du auch deiner eigenen Atmung folgen. Achte aber darauf, die Luft nicht während der Bewegung anzuhalten.

WELCHE AUSSTATTUNG BENÖTIGST DU?

Als Ausstattung benötigst du für Wand-Pilates nur eine Wand und eine rutschfeste Yoga-Matte. Je nach Übung kannst du zusätzliche Hilfsmittel wie ein Pilates-Ball oder kleine Fußgelenksgewichte (Ankle Weights) verwenden. Eine der zwölf Sequenzen in diesem Buch ist speziell für einen solchen Pilates-Ball konzipiert. Außerdem ist bei manchen Übungen vermerkt, dass du die Ankle Weights einsetzen kannst. Um die Gelenke zu schonen, kannst du zusätzlich ein Handtuch oder eine Decke als Polster verwenden (z.B. unter den Knien, der Hüfte oder dem Rücken). Falls an deiner Wand nicht ausreichend Platz sein sollte, kannst du viele der Übungen auch an einer stabilen Tür oder an einem sicherstehenden Schrank ausführen.

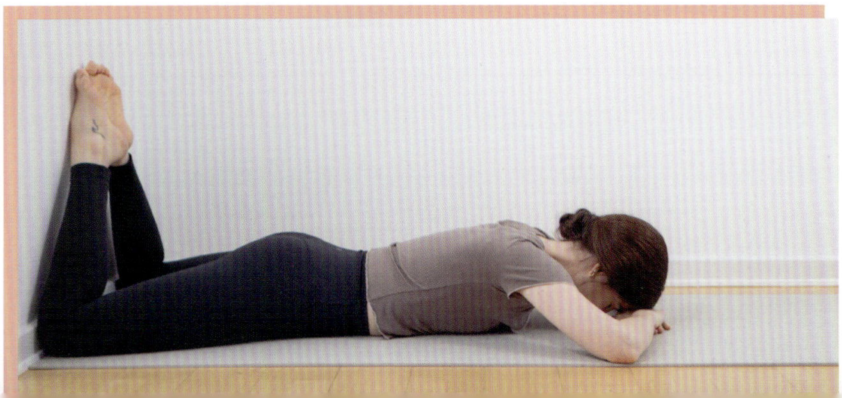

SO TRAINIERST DU MIT DIESEM BUCH

Idealerweise startest du mit der Warm-Up Sequenz, um deine Muskeln auf das jeweilige Workout vorzubereiten. Dann machst du mit einem der Workouts weiter, je nachdem, welche Muskelgruppe du trainieren möchtest. Natürlich kannst du auch weitere Workouts im Anschluss machen oder das Workout wiederholen, je nachdem, wie viel Zeit, Motivation und Kraft du an dem jeweiligen Tag hast. Die Workouts enden alle mit einer Dehnung, die speziell auf die anvisierten Muskelgruppen zugeschnitten ist.

Wenn du dich aber noch mehr entspannen möchtest, findest du im letzten Workout eine ganze Sequenz zum Entspannen und Dehnen. Um Wand-Pilates mehr in deinen Alltag einzubinden, findest du im vorletzten Workout eine Sequenz von Übungen im Stehen, für die du nicht einmal eine Matte brauchst und die daher gut für Zwischendurch geeignet sind.

Wenn du Hände und Handgelenke schonen möchtest, findest du außerdem ein Workout, dass vollständig im Liegen ausgeführt werden kann. In den Tipps zu den Übungen findest du oft Varianten, um die Übungen anstrengender oder sanfter zu gestalten – so kannst du sie an deine Bedürfnisse und Tagesform anpassen. Wenn du dich kreativ fühlst, kannst du die einzelnen Übungen natürlich auch nach Belieben kombinieren und deine ganz eigenen Sequenzen entwickeln. Hier sind der Fantasie keine Grenzen gesetzt. Viel Spaß beim Training!

Deine Melanie

Spinal Twist

1. Lege dich mit dem Rücken auf die Matte und bringe das Gesäß dicht an die Wand. Ziehe die Knie sanft zum Oberkörper und halte sie dort für 1 bis 2 Atemzüge.

2. Lass dann beide Beine langsam zur rechten Seite sinken. Dein linker Arm kann entweder gebeugt in einem Kaktus-Stretch (90 Grad Winkel) mit der Handfläche nach oben liegen (Foto 1) oder ausgestreckt auf Schulterhöhe mit der Handfläche nach unten (Foto 2). Achte darauf, dass beide Schultern auf der Matte liegen bleiben.

3. Halte diese Position für 5 bis 10 Atemzüge, bevor du die Beine zurück zur Mitte hebst und sie dann zur linken Seite sinken lässt.

Weiter geht's auf dem nächsten Blatt.

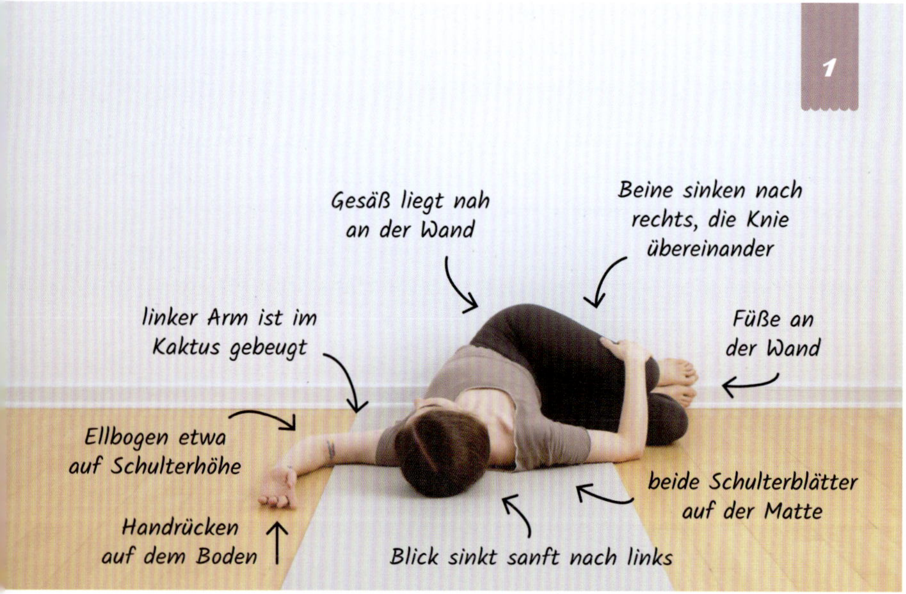
1
Gesäß liegt nah an der Wand
Beine sinken nach rechts, die Knie übereinander
linker Arm ist im Kaktus gebeugt
Füße an der Wand
Ellbogen etwa auf Schulterhöhe
beide Schulterblätter auf der Matte
Handrücken auf dem Boden
Blick sinkt sanft nach links

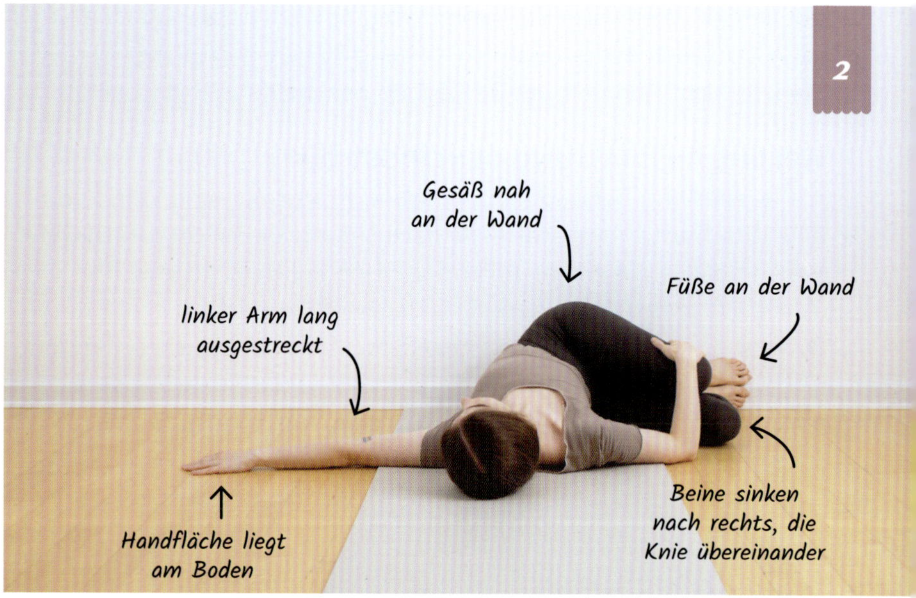

TIPP: *Du kannst auch mit dem Kopf zur Wand liegen und denselben Spinal Twist ohne Wandunterstützung ausführen.*

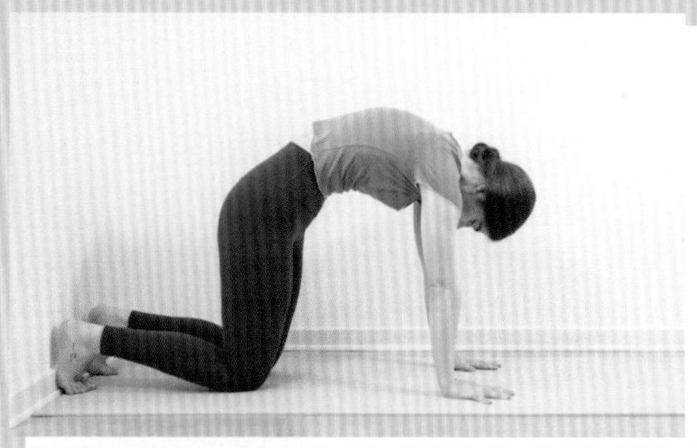
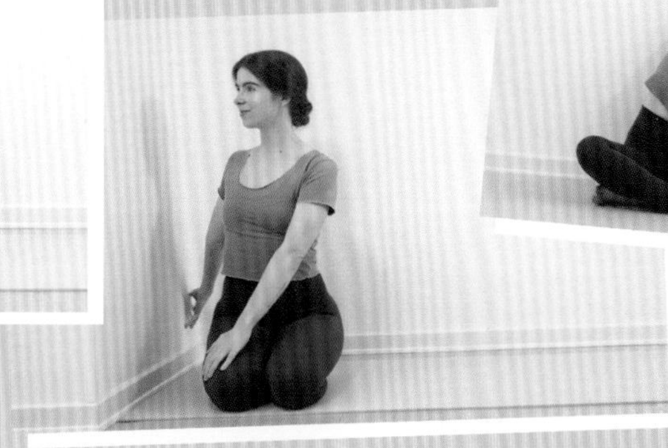
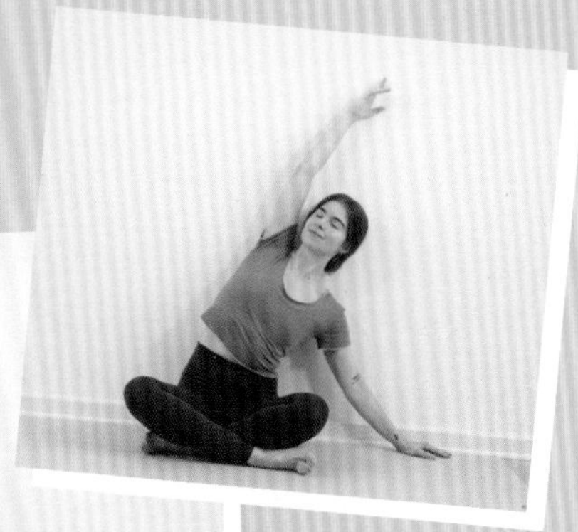

Warm-up

Diese Übungen dienen primär dazu, die Wirbelsäule zu mobilisieren und lenken den Fokus auf das kommende Workout. Sie eignen sich also perfekt als Warm-up, aber können auch gut zwischendurch, z.B. morgens oder abends, ausgeführt werden, da sie nicht viel Platz erfordern.

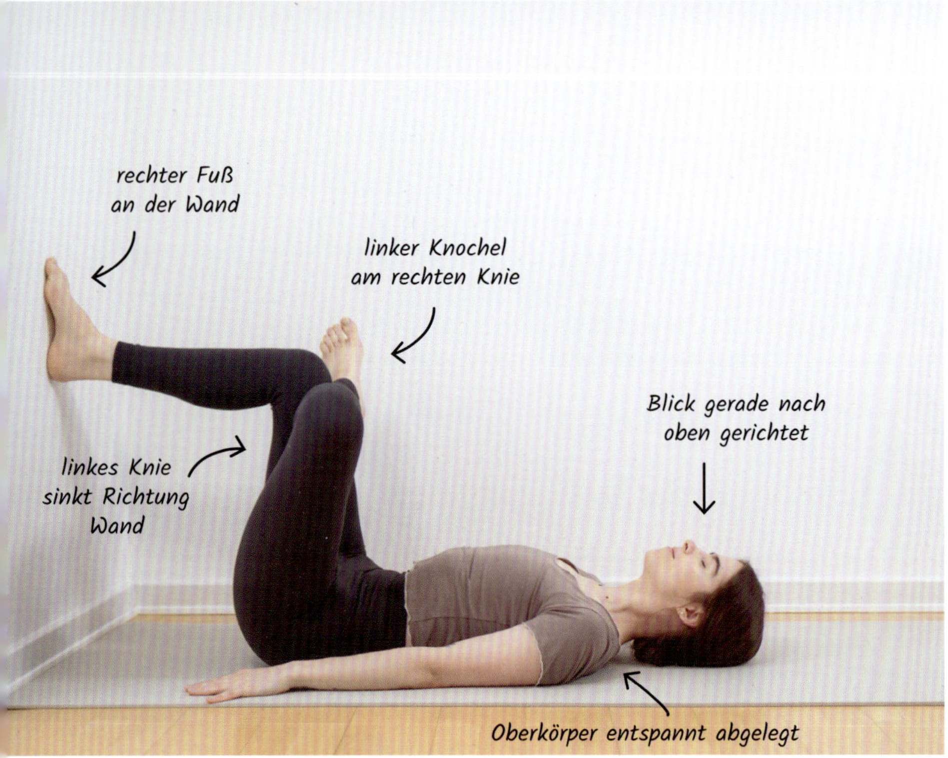
rechter Fuß
an der Wand
linker Knochel
am rechten Knie
Blick gerade nach
oben gerichtet
linkes Knie
sinkt Richtung
Wand
Oberkörper entspannt abgelegt

Taube an der Wand

1. Lege dich mit dem Rücken auf die Matte, die Füße an der Wand, die Knie über der Hüfte.
2. Lege den linken Knöchel auf das rechte Knie und lass das linke Knie vom Oberkörper weg in Richtung Wand sinken, um eine Dehnung in der linken Hüfte zu spüren.
3. Um die Dehnung zu vertiefen, kannst du das rechte Bein mit beiden Händen umfassen und sanft in Richtung Oberkörper ziehen. Halte die Taube an der Wand für 4 bis 8 Atemzüge und dann wechsle die Seite.

TIPP: Wenn die Dehnung mit dem Fuß an der Wand zu intensiv ist, kannst du den rechten Fuß auf die Matte stellen.

Weiter geht's auf dem nächsten Blatt.

Katze & Kuh

1. Beginne im Vierfüßlerstand (Table Top), die Fußsohlen an der Wand, die Hände unter den Schultern. Die Handflächen liegen auf der Matte, die Finger greifen die Matte, die Ellbogen sind sanft gebeugt. Der Blick ist gerade nach unten gerichtet, der Nacken lang (Foto 1).

2. Beuge mit dem Einatmen den Rücken, der Bauch sinkt Richtung Matte, Blick nach vorne oder angehoben, je nachdem, was sich im Nacken besser anfühlt.

3. Runde mit dem Ausatmen den Rücken, die Schultern weiten sich dabei. Der Blick ist nach unten gerichtet (Foto 2).

4. Wiederhole Katze & Kuh 4-bis 6-mal.

Weiter geht's auf dem nächsten Blatt.

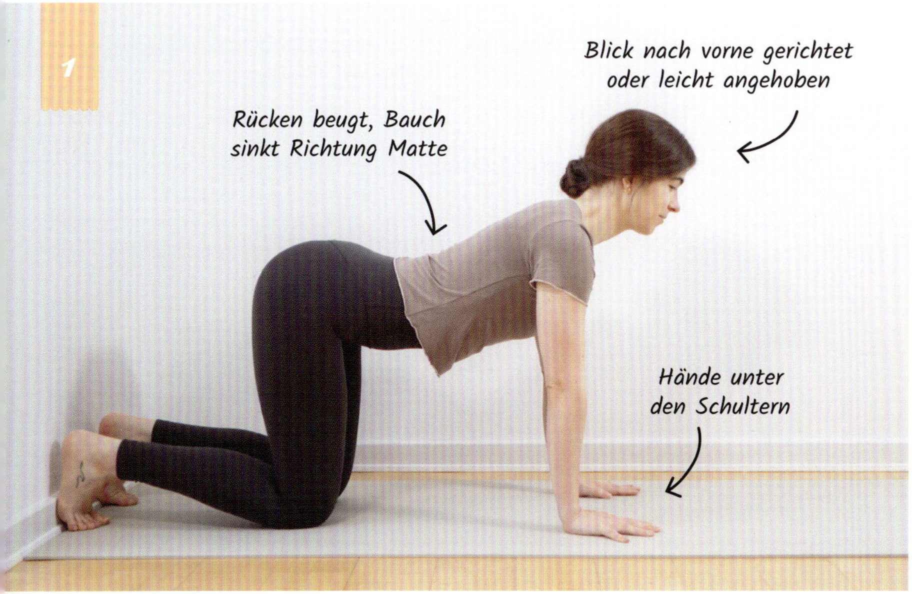
1
Blick nach vorne gerichtet oder leicht angehoben
Rücken beugt, Bauch sinkt Richtung Matte
Hände unter den Schultern

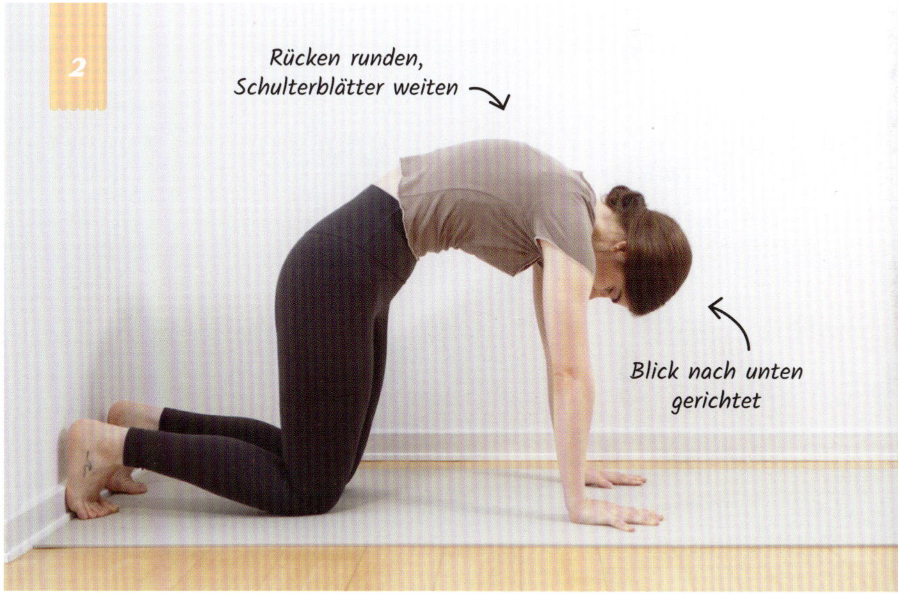
2
Rücken runden, Schulterblätter weiten
Blick nach unten gerichtet

TIPP: *Um die Handgelenke und Hände zu schonen, kannst du dieselbe Bewegungsabfolge im Sitzen machen.*

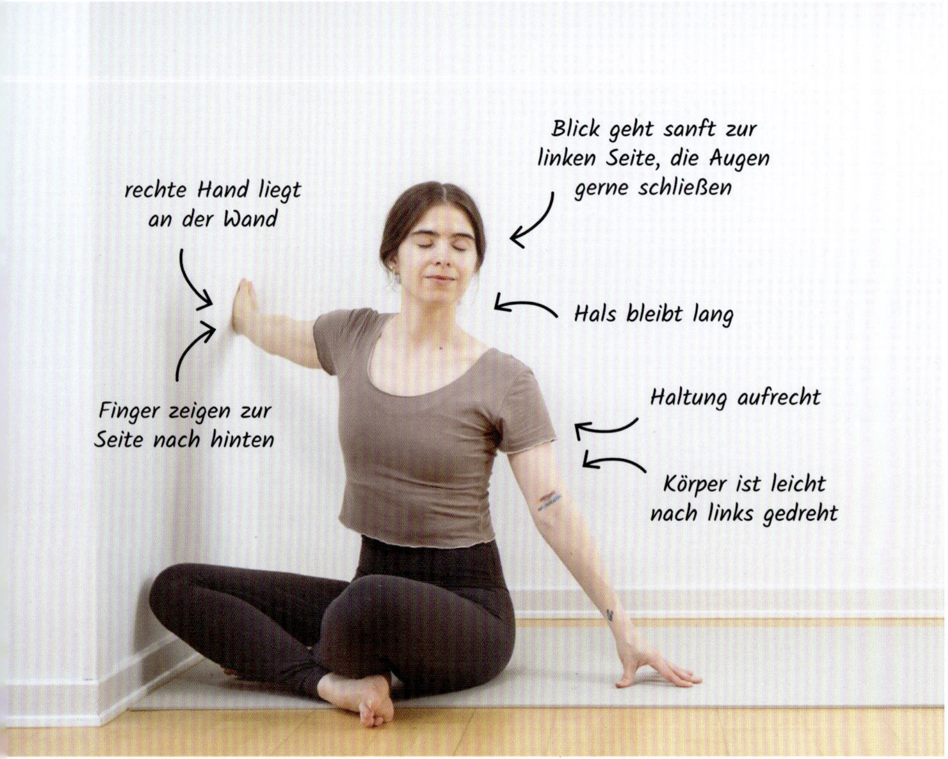
Blick geht sanft zur linken Seite, die Augen gerne schließen
rechte Hand liegt an der Wand
Hals bleibt lang
Finger zeigen zur Seite nach hinten
Haltung aufrecht
Körper ist leicht nach links gedreht

Schulter-Stretch

1. Positioniere dich mit der rechten Seite nahe an die Wand. Du kannst den Schulter-Stretch im Schneidersitz, kniend oder stehend durchführen.
2. Strecke den rechten Arm auf Schulterhöhe nach rechts aus. Die Schultern sind dabei entspannt und der Hals ist lang.
3. Drehe dich vorsichtig zur linken Seite, bis du eine angenehme Dehnung in der rechten Schulter, der Brust und dem Arm spürst.
4. Halte die Dehnung für mindestens 3 Atemzüge oder solange es sich für dich gut anfühlt und wiederhole den Schulter-Stretch dann auf der anderen Seite.

TIPP: Statt den Arm auszustrecken, kannst du ihn auch im rechten Winkel zum Kaktus beugen. Der Ellbogen ist dabei etwa auf Schulterhöhe. Probiere aus, was sich für dich heute besser anfühlt!

Weiter geht's auf dem nächsten Blatt.

Twist

1. Setze dich im Fersensitz mit der rechten Seite zur Wand mit etwa 2–3 handbreit Abstand. Je näher du an der Wand sitzt, desto intensiver wird die Dehnung.
2. Drehe dich Richtung Wand und platziere die rechte Hand an der Wand, je weiter unten desto sanfter (Foto 1) oder auf Schulterhöhe für mehr Intensität. Die Finger zeigen nach oben oder zur Seite, je nachdem, was sich besser anfühlt (Foto 2).
3. Die linke Hand ist entspannt am rechten Knie abgelegt (Foto 1).
4. Halte diesen Twist für 3 bis 5 Atemzüge, dann wechsle die Seite.

Weiter geht's auf dem nächsten Blatt.

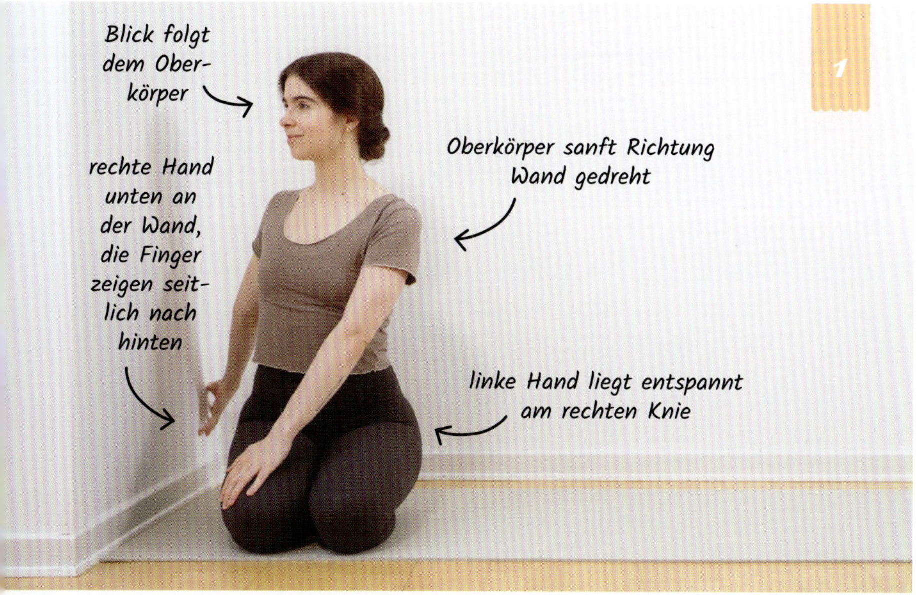

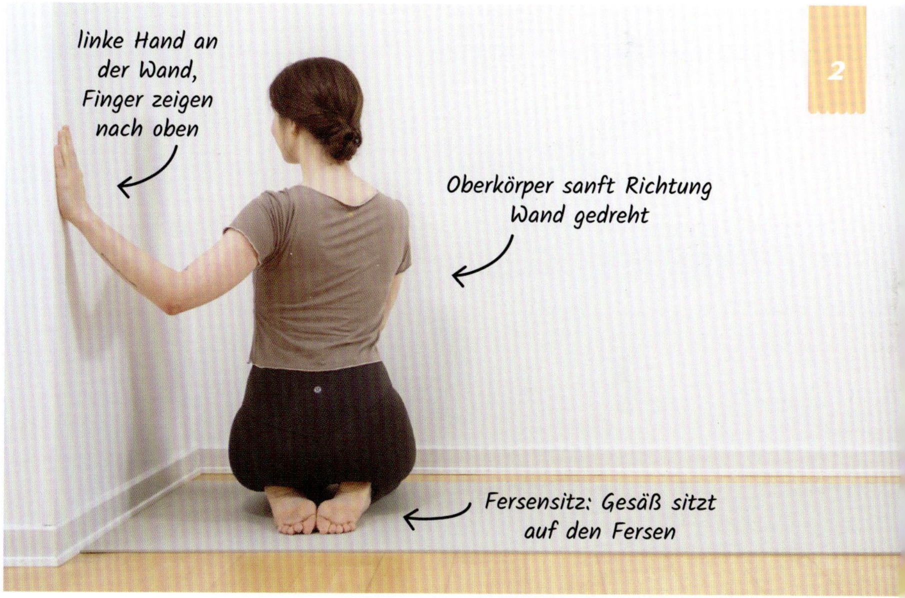

Workout 1: Warm-up

TIPP: *Du kannst die Übung auch mit überkreuzten Beinen oder auf einem Stuhl sitzend durchführen.*

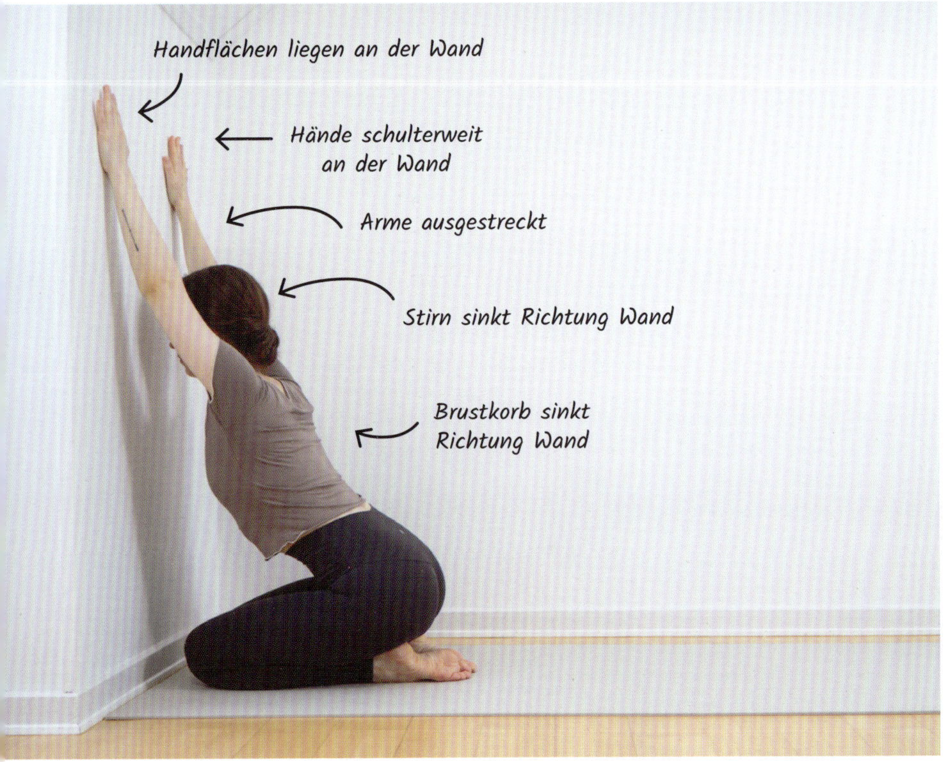
Handflächen liegen an der Wand
Hände schulterweit an der Wand
Arme ausgestreckt
Stirn sinkt Richtung Wand
Brustkorb sinkt Richtung Wand

Oberkörperdehnung

1. Positioniere dich mit etwas Abstand zur Wand und richte deinen Blick gerade auf die Wand. Du kannst die Oberkörperdehnung im Schneidersitz, kniend oder stehend ausführen, je nachdem, was für dich angenehm ist.

2. Lege beide Hände schulterweit an die Wand und rutsche mit den Händen nach oben, bis die Arme ausgestreckt sind.

3. Atme tief ein und senke beim Ausatmen langsam deine Stirn und den Brustkorb zur Wand, um eine angenehme Dehnung in Armen, Schultern und Rücken zu spüren. Achte darauf, dass dein Nacken entspannt bleibt.

4. Halte diese Oberkörperdehnung für 3–8 langsame Atemzüge und spüre, wie sich die Muskeln im Oberkörper dehnen und lockern. Nutze diese Zeit, um dich zu zentrieren und zu entspannen.

Weiter geht's auf dem nächsten Blatt.

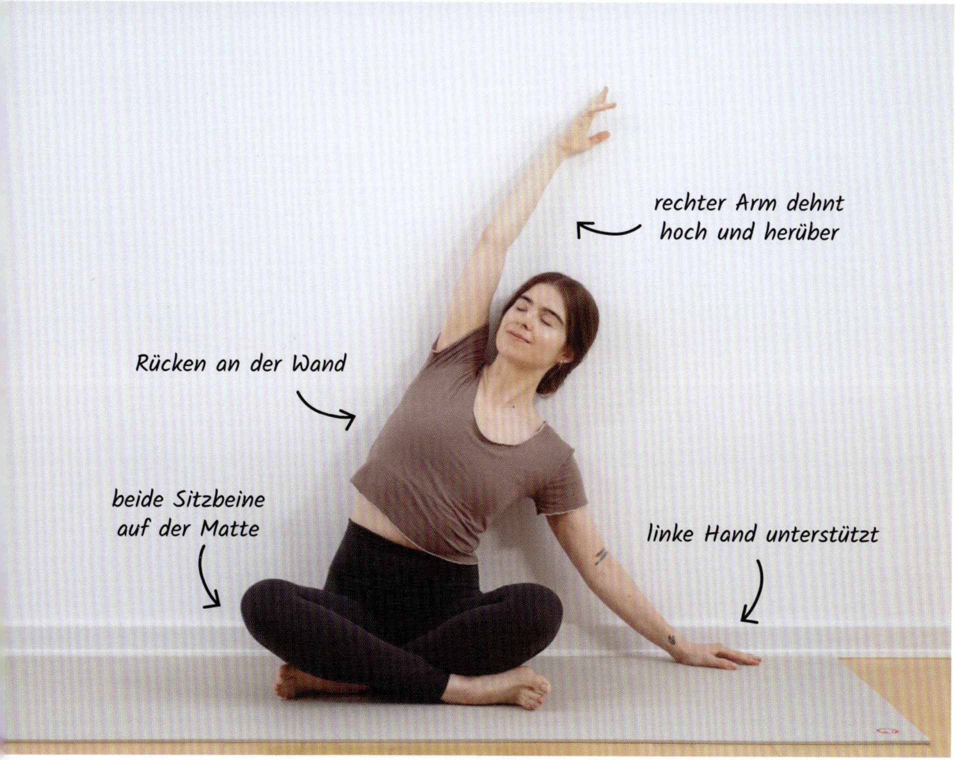
rechter Arm dehnt
hoch und herüber
Rücken an der Wand
beide Sitzbeine
auf der Matte
linke Hand unterstützt

Seitdehnung

1. Setze dich mit dem Rücken an die Wand, die Beine überkreuzt, rechtes Bein vorne. Der Blick ist dabei gerade nach vorne gerichtet.
2. Lege die linke Hand neben dir auf die Matte und dehne den rechten Arm nach links, der Arm ist dabei nah an der Wand.
3. Achte darauf, dass in der Seitdehnung beide Sitzbeine auf der Matte bleiben und nutze die Wand als Orientierung für eine aufrechte Haltung.
4. Halte die Dehnung für 3 bis 5 Atemzüge, dann tausche die Beine, sodass das andere Bein vorne liegt und wechsle die Seite.

TIPP: *Du kannst die Übung auch ohne Wand im Fersensitz oder auf einem Stuhl sitzend durchführen.*

Weiter geht's auf dem nächsten Blatt.

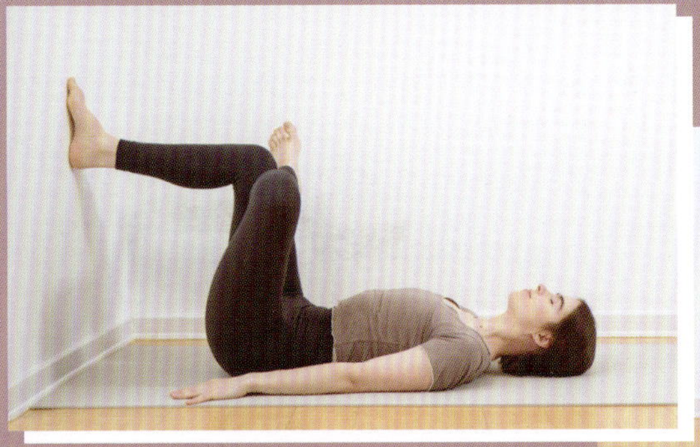
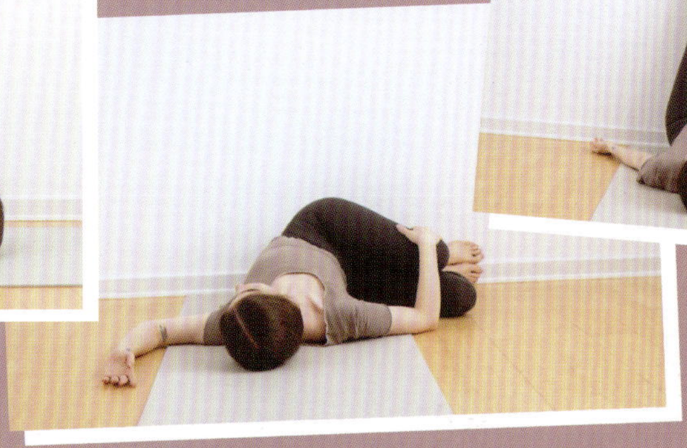
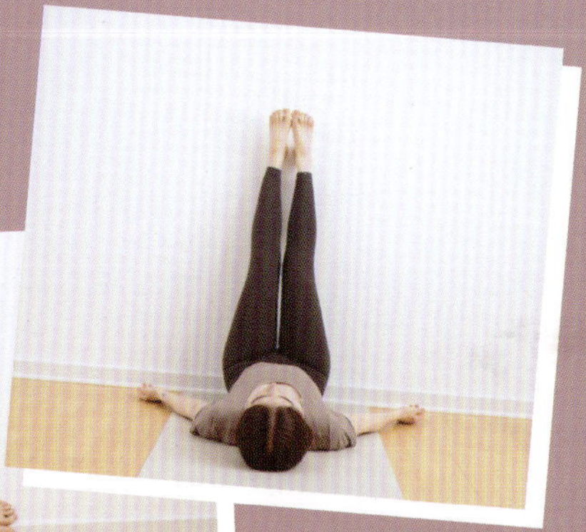

Stretch & Entspannung an der Wand

Entspannung und Ruhe darf auch beim Pilates nicht fehlen – daher findest du hier Dehnungen an der Wand, die dir eine wohlverdiente Pause schenken.

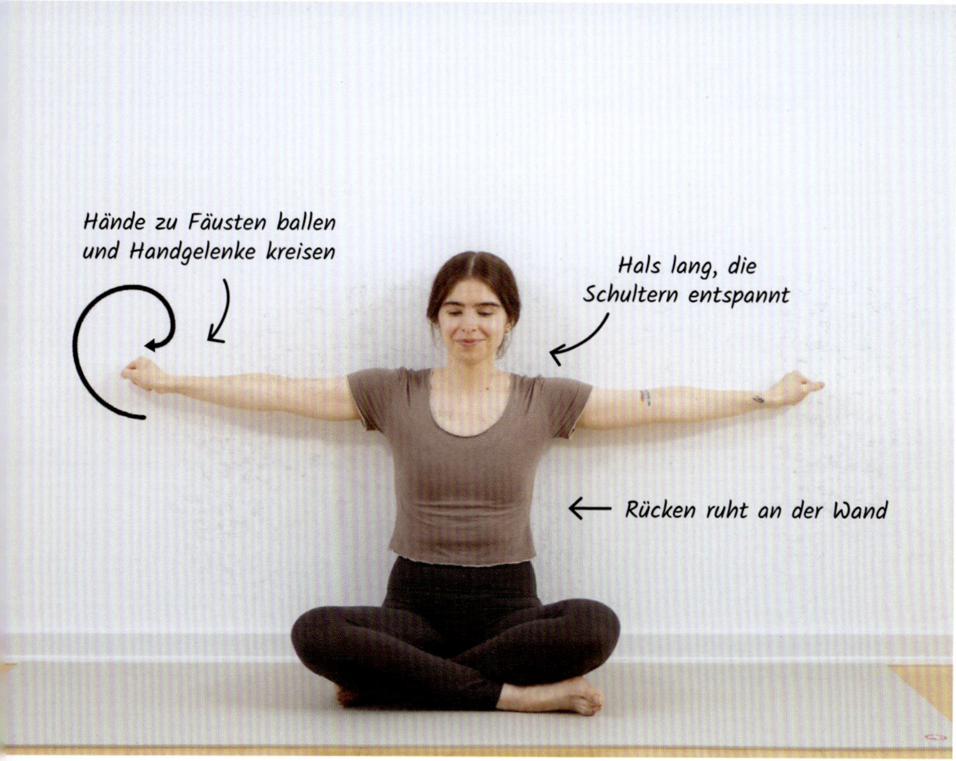
Hände zu Fäusten ballen
und Handgelenke kreisen
Hals lang, die
Schultern entspannt
Rücken ruht an der Wand

Kreise mit den Handgelenken

1. Für diese Übung kannst du sitzen oder stehen. Du kannst z.B. wie in der Seitdehnung mit überkreuzten Beinen sitzen, der Rücken an der Wand, der Blick gerade nach vorne gerichtet.
2. Strecke die Arme seitlich aus. Achte darauf, dass dein Hals lang ist und die Schultern entspannt sind.
3. Mache Fäuste mit den Händen und kreise die Handgelenke, zuerst 5- bis 8-mal in eine Richtung, dann in die andere.

TIPP: Das Kreisen der Handgelenke ist ideal zum Aufwärmen vor den Workouts und/oder zum Lockern zwischendurch – insbesondere bei den Übungen, bei denen die Hände besonders belastet werden, wie z.B. Planken oder Table Top.

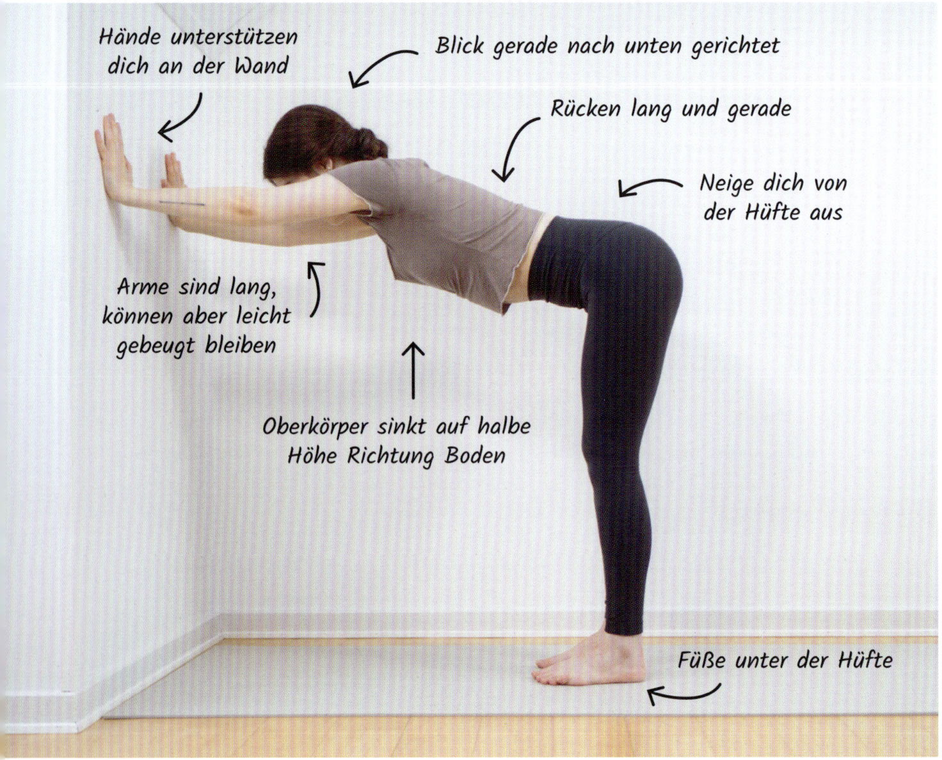
Hände unterstützen
dich an der Wand
Blick gerade nach unten gerichtet
Rücken lang und gerade
Neige dich von
der Hüfte aus
Arme sind lang,
können aber leicht
gebeugt bleiben
Oberkörper sinkt auf halbe
Höhe Richtung Boden
Füße unter der Hüfte

Halbe Vorbeuge

1. Stell dich mit etwas Abstand vor die Wand, sodass du genügend Platz für die Bewegung hast (ca. eine Armlänge), und lege deine Hände schulterhoch an der Wand ab, die Arme ausgestreckt, vielleicht mit einer ganz leichten Beugung. Deine Füße stehen hüftweit voneinander entfernt stabil auf dem Boden.

2. Senke deinen Oberkörper zur halben Vorbeuge ab, während die Hände an der Wand nach unten rutschen. Bewege dich einen kleinen Schritt nach hinten, um mehr Raum zu schaffen und die Hüfte über die Füße auszurichten. Achte darauf, dass dein Rücken lang bleibt und die Wirbelsäule in einer neutralen Position ist. Der Hals ist lang, der Blick gerade und nach unten gerichtet. Halte die halbe Vorbeuge für 3–8 Atemzüge!

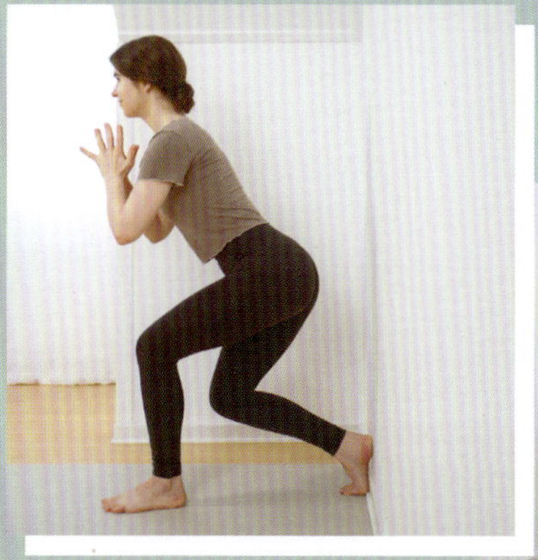

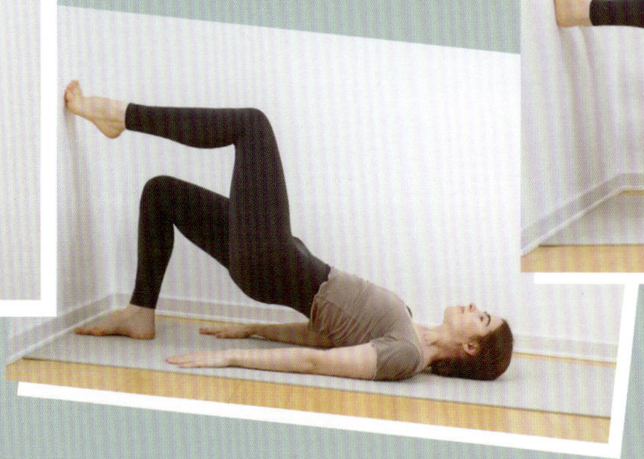

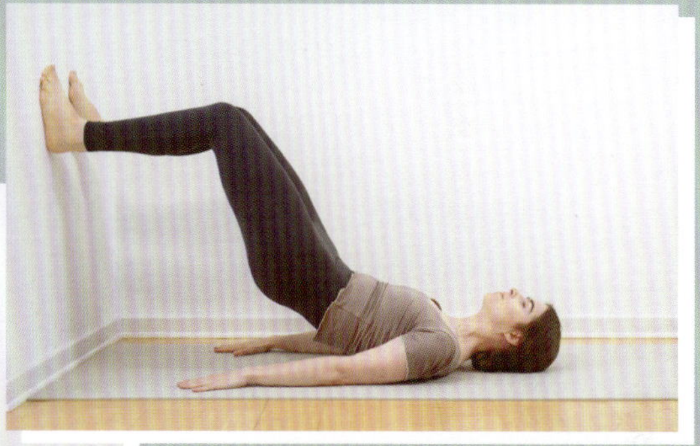

Für Beine und Gesäß

In dieser Sequenz dreht sich alles um Beine und Gesäß mit einem Fokus auf der Brückenhaltung. Wenn die Füße an der Wand unangenehm sind oder du Rücken-, Schulter- oder Nackenbeschwerden hast, kannst du die Füße auch auf die Matte stellen! Achte außerdem darauf, dass du nicht zu viel Druck auf den Schulter- und Nackenbereich ausübst, also hebe dich nicht zu weit nach oben an. Es geht nicht um die Höhe, sondern um das Aktivieren der Bein- und Gesäßmuskulatur.

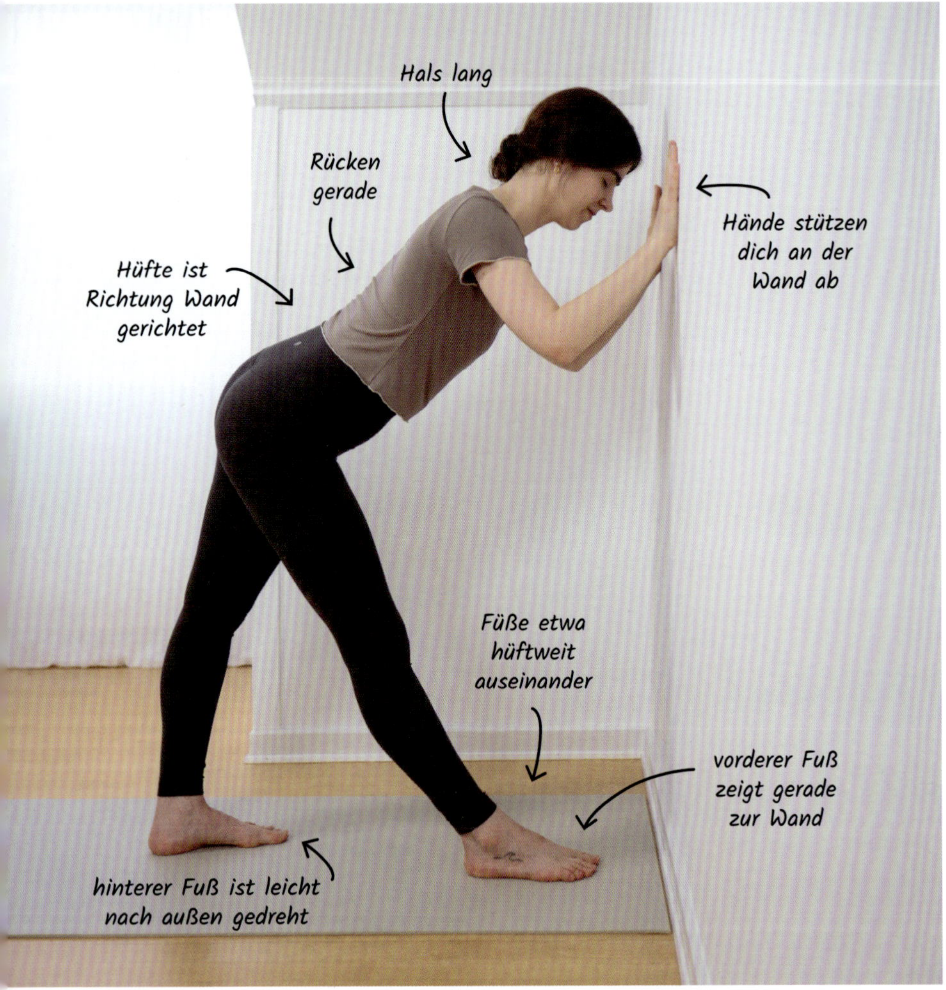
Hals lang
Rücken gerade
Hüfte ist Richtung Wand gerichtet
Hände stützen dich an der Wand ab
Füße etwa hüftweit auseinander
vorderer Fuß zeigt gerade zur Wand
hinterer Fuß ist leicht nach außen gedreht

Pyramide

1. Stelle dich mit etwas Abstand vor die Wand, sodass du genügend Platz hast, um die Pyramidenhaltung einzunehmen (ca. eine Armlänge). Lege deine Hände an der Wand ab.

2. Mache mit einem Fuß einen Schritt nach hinten und drehe diesen Fuß leicht nach außen, sodass die Zehenspitzen nach vorne-außen zeigen. Achte darauf, dass deine Hüfte trotzdem zur Wand ausgerichtet bleibt.

3. Lehne deinen Oberkörper sanft nach vorne, die Beine bleiben dabei ausgestreckt, bei Bedarf eine sanfte Beugung im vorderen Knie. Das Ziel ist eine angenehme Dehnung in der Beinrückseite. Halte die Pyramide für 3–8 Atemzüge. Achte darauf, dass der Nacken lang bleibt und du nicht in eine hängende Position fällst. Danach wechsle die Seite und wiederhole die Übung für eine ausgewogene Dehnung!

Weiter geht's auf dem nächsten Blatt.

Langsame Brücke an der Wand

1. Lege dich mit dem Rücken auf die Matte, die Füße hüftweit an der Wand. Die Fersen befinden sich auf Höhe der Knie oder etwas höher. Die Knie sind etwa über der Hüfte.

2. Die Arme liegen neben deinem Oberkörper auf der Matte. Die Hände drücken aktiv in die Matte. Der Blick ist gerade nach oben gerichtet (Foto 1).

3. Übe Druck auf die Fersen aus und rolle dich mit dem Ausatmen Wirbel für Wirbel hoch, vom Becken beginnend bis zum oberen Rücken (Foto 2). Lege dich mit dem Einatmen langsam wieder nach unten ab, zuerst den Rücken, dann das Becken ablegen. Wiederhole die langsame Brücke 4- bis 6-mal.

Weiter geht's auf dem nächsten Blatt.

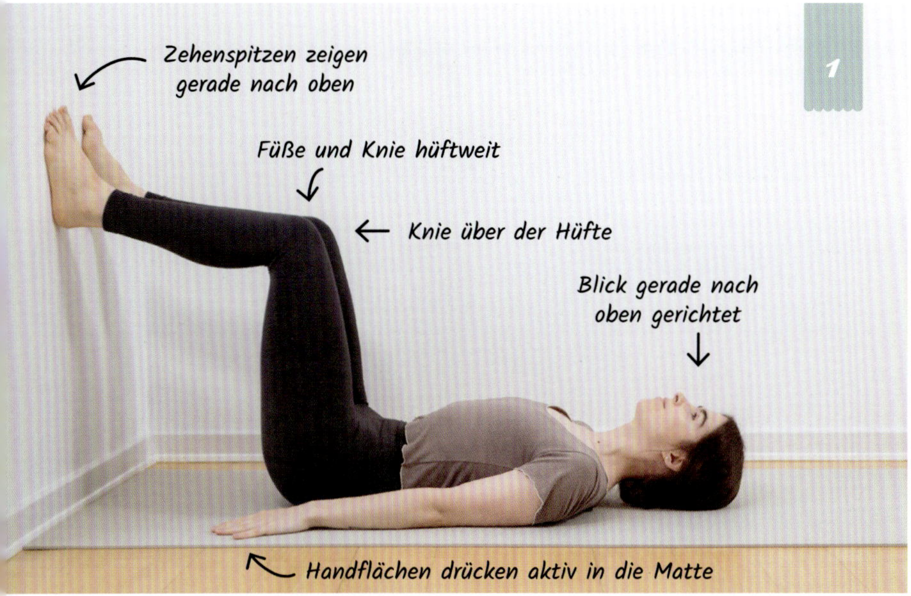
1
Zehenspitzen zeigen gerade nach oben
Füße und Knie hüftweit
Knie über der Hüfte
Blick gerade nach oben gerichtet
Handflächen drücken aktiv in die Matte

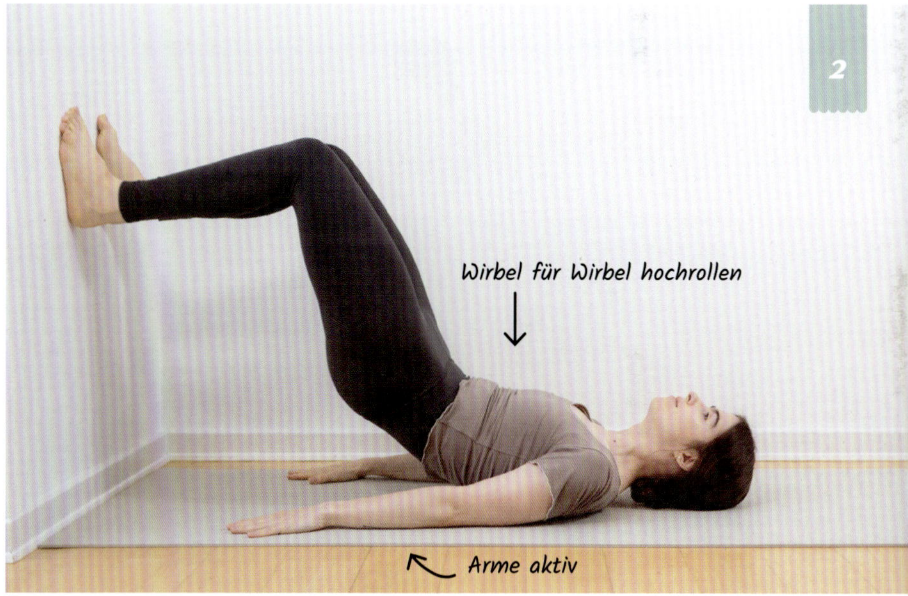
2
Wirbel für Wirbel hochrollen
Arme aktiv

Workout 2: Für Beine und Gesäß

ACHTUNG: *Bei Rücken-, Schulter- oder Nackenbeschwerden solltest du die Füße auf die Matte stellen.*

Schulter-Stretch im Stehen

1. Stelle dich schräg und mit etwas Abstand zur Wand – leicht nach rechts gedreht.
2. Lege die linke Hand auf Schulterhöhe an die Wand, wobei der Arm lang ausgestreckt ist (Foto 1).
3. Drehe deinen Oberkörper etwas mehr nach rechts und komme näher an die Wand, bis du eine angenehme Dehnung in der linken Schulter spürst. Achte darauf, dass dein Rücken gerade, die Haltung aufrecht und der Hals lang bleibt. Halte diesen Schulter-Stretch im Stehen für 3–8 Atemzüge, während du bewusst in die Dehnung hinein atmest. Danach wechsle die Seite und wiederhole die Übung!

Weiter geht's auf dem nächsten Blatt.

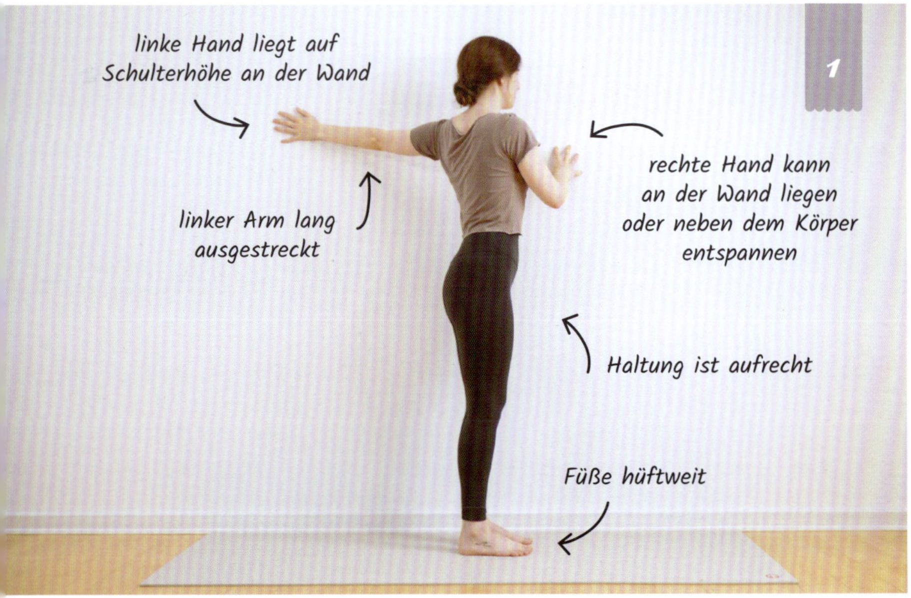

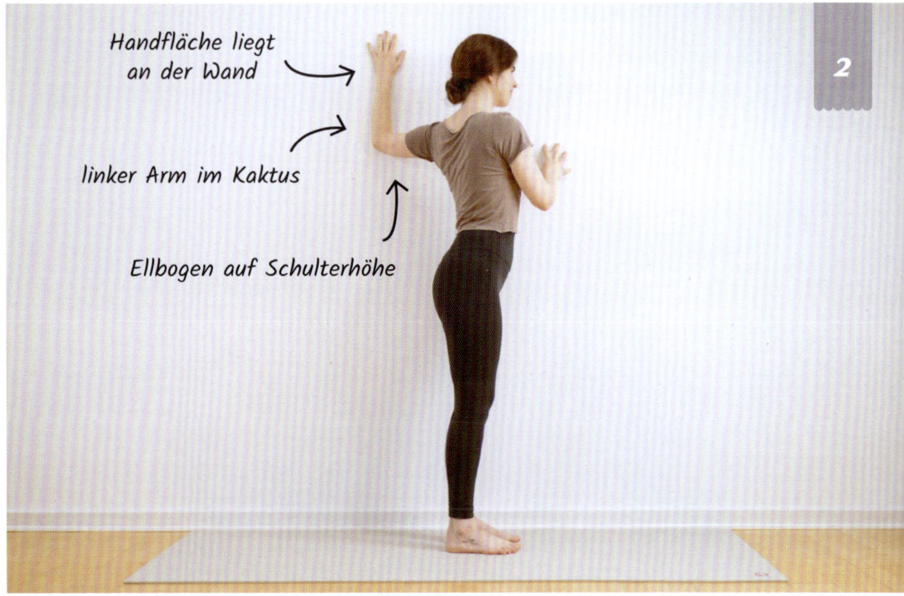
2
Handfläche liegt an der Wand
linker Arm im Kaktus
Ellbogen auf Schulterhöhe

Workout 11: Im Stehen für Zwischendurch

TIPP: *Du kannst den Arm auch zur Kaktus-Position beugen (Foto 2), was sich besser anfühlt!*

Brücke mit geradem Rücken

1. Lege dich mit dem Rücken auf die Matte, die Füße hüftweit an der Wand. Die Fersen auf Höhe der Knie oder etwas höher. Die Knie sind etwa über der Hüfte.

2. Die Arme liegen neben deinem Oberkörper auf der Matte. Die Hände drücken aktiv in die Matte. Der Blick ist gerade nach oben gerichtet (Foto 1).

3. Übe Druck auf die Fersen aus, um dein Becken mit dem Ausatmen anzuheben (Foto 2), und senke mit dem Einatmen wieder ab, berühre die Matte nur kurz. Die Gesäßmuskulatur ist die ganze Zeit aktiv. Wiederhole die Brücke mit geradem Rücken 6- bis 12-mal.

TIPP: *Als sanftere Variante kannst du dein Becken zwischendurch ganz ablegen.*

Weiter geht's auf dem nächsten Blatt.

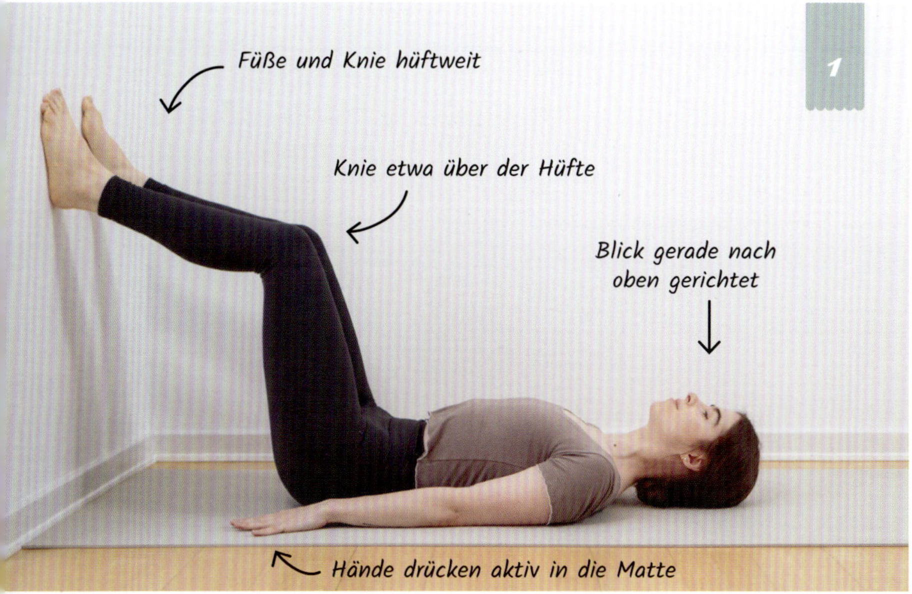
1
Füße und Knie hüftweit
Knie etwa über der Hüfte
Blick gerade nach oben gerichtet
Hände drücken aktiv in die Matte

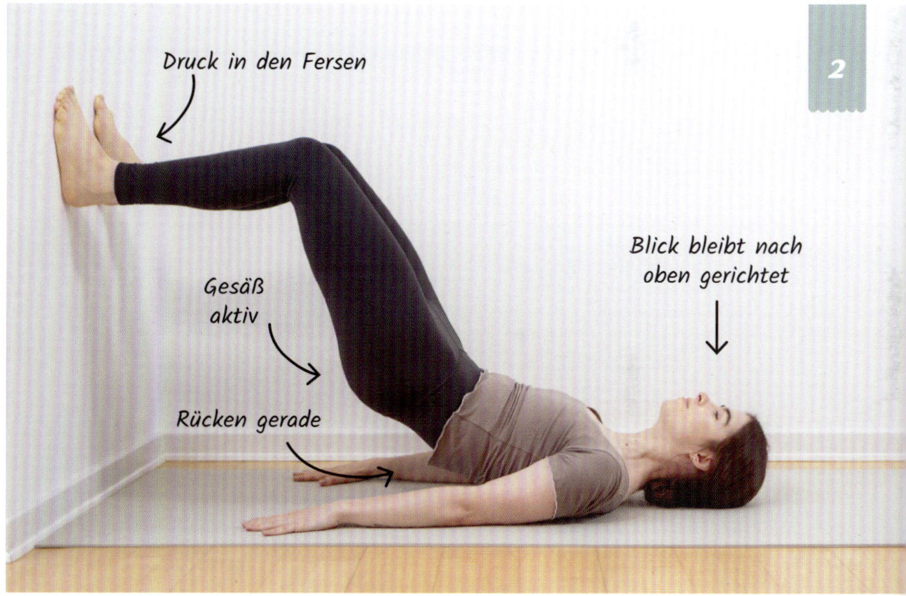
2
Druck in den Fersen
Blick bleibt nach oben gerichtet
Gesäß aktiv
Rücken gerade

Workout 2: Für Beine und Gesäß

ACHTUNG: *Bei Rücken-, Schulter- oder Nackenbeschwerden solltest du die Füße auf die Matte stellen.*

Wall Angel Variation

1. Lehne dich mit dem Rücken an die Wand, die Knie sanft gebeugt. Die Füße sind hüftweit voneinander entfernt mit etwas Abstand zur Wand, sodass du stabil stehst. Achte darauf, dass dein Rücken in seiner natürlichen Kurve bleibt. Der Blick ist gerade nach vorne gerichtet, die Augen können gerne geschlossen sein.
2. Strecke die Arme seitlich auf Schulterhöhe aus und beuge die Ellbogen im rechten Winkel zum Kaktus, sodass deine Hände mit den Handrücken an der Wand ruhen, die Fingerspitzen zeigen nach oben (Foto 1).
3. Strecke nun die Arme an der Wand entlang nach oben (Foto 2) und senke sie wieder kontrolliert zurück in die Kaktusposition. Achte auf eine ruhige Atmung und wiederhole diese Wall Angel-Variation 3- bis 6-mal.

Weiter geht's auf dem nächsten Blatt.

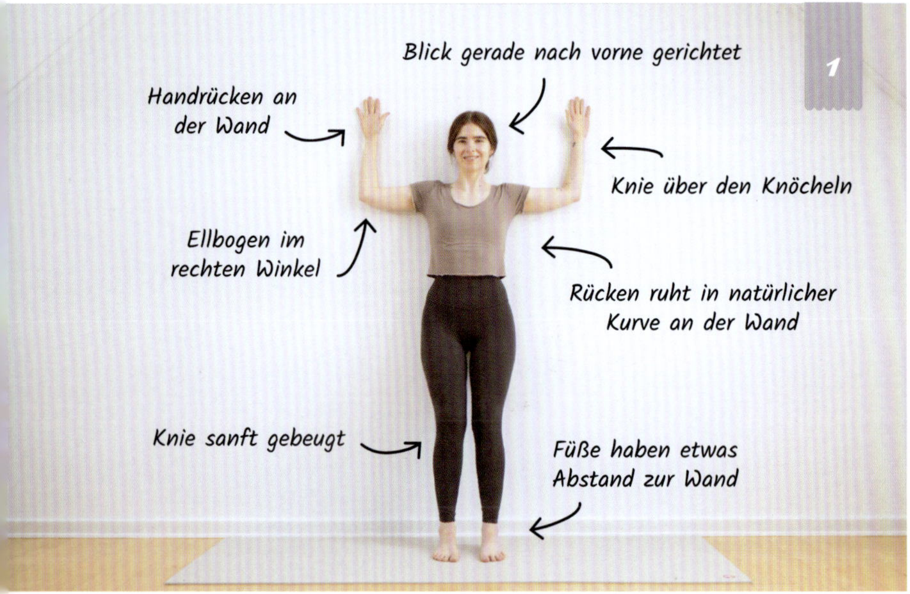
1
Blick gerade nach vorne gerichtet
Handrücken an der Wand
Knie über den Knöcheln
Ellbogen im rechten Winkel
Rücken ruht in natürlicher Kurve an der Wand
Knie sanft gebeugt
Füße haben etwas Abstand zur Wand

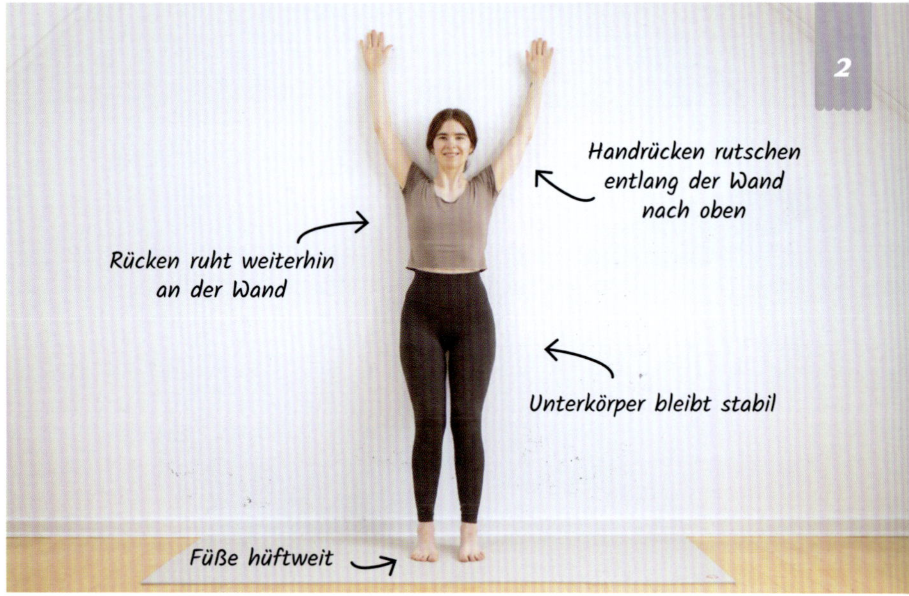
2
Handrücken rutschen entlang der Wand nach oben
Rücken ruht weiterhin an der Wand
Unterkörper bleibt stabil
Füße hüftweit

Brücke mit Fersenheben

1. Lege dich mit dem Rücken auf die Matte, die Füße hüftweit an der Wand. Die Fersen auf Höhe der Knie oder etwas höher. Die Knie sind etwa über der Hüfte.

2. Die Arme liegen neben deinem Oberkörper auf der Matte. Die Hände drücken aktiv in die Matte. Der Blick ist gerade nach oben gerichtet.

3. Hebe dein Becken an und halte es oben, Gesäßmuskulatur aktiv (Foto 1).

4. Hebe die Fersen an, komm auf die Zehenspitzen (Foto 2) und senke die Fersen wieder zur Wand. Wiederhole die Brücke mit Fersenheben 6- bis 12-mal.

Weiter geht's auf dem nächsten Blatt.

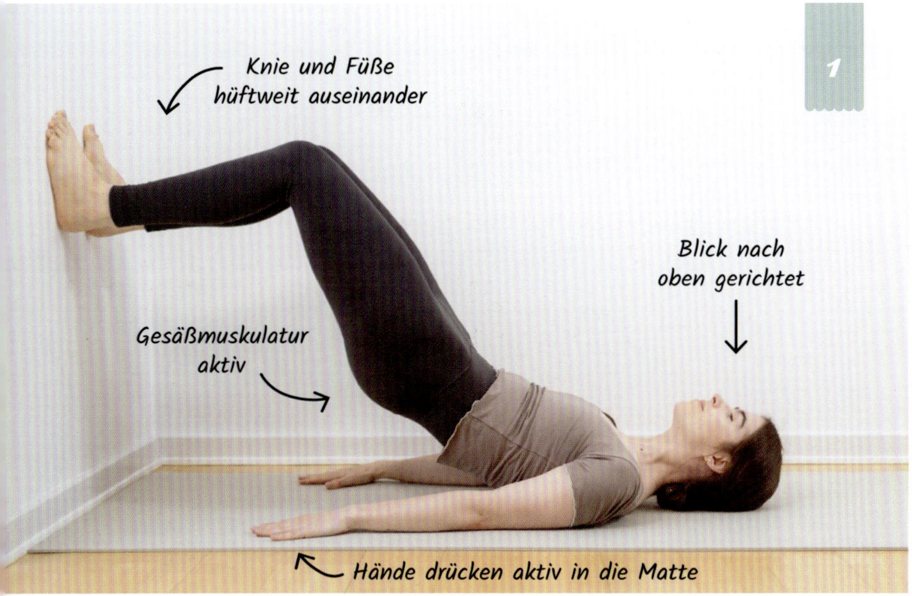
1
Knie und Füße hüftweit auseinander
Blick nach oben gerichtet
Gesäßmuskulatur aktiv
Hände drücken aktiv in die Matte

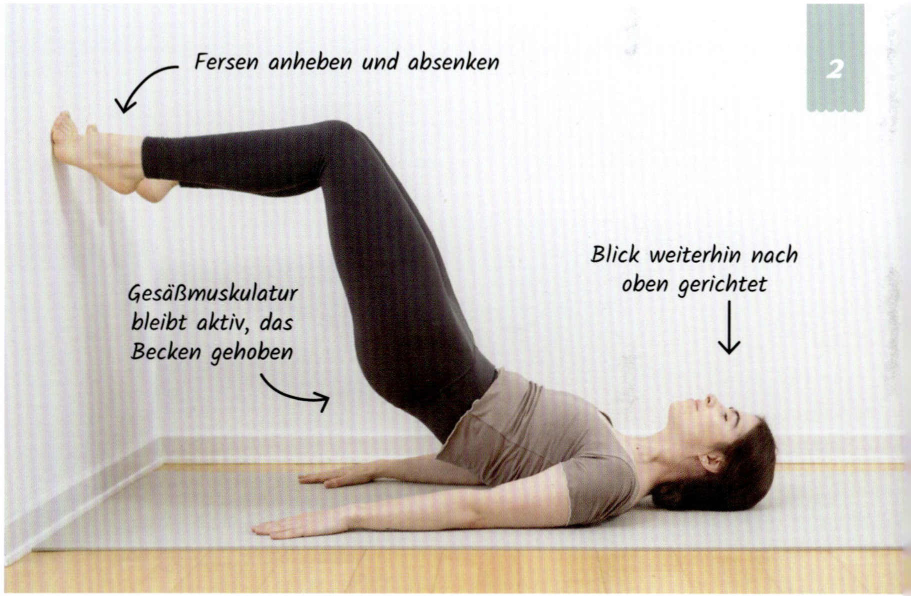
2
Fersen anheben und absenken
Blick weiterhin nach oben gerichtet
Gesäßmuskulatur bleibt aktiv, das Becken gehoben

TIPP: *Stell die Füße auf die Matte für eine sanftere Variante, dabei hebst du die Fersen auf der Matte hoch.*

Beckenbewegung

1. Lehne dich mit dem Rücken an die Wand, die Knie sind sanft gebeugt. Die Füße sind hüftweit voneinander entfernt mit etwas Abstand zur Wand, sodass du stabil stehst. Dein Rücken ist in seiner natürlichen Kurve und die Hände sind auf deinen Hüften aufgestützt. Der Blick ist gerade nach vorne gerichtet, die Augen können gerne geschlossen sein (Foto 1).

2. Mit dem Ausatmen kippst du das Becken und drückst den unteren Rücken sanft gegen die Wand (Foto 2). Beim Einatmen bringst du den Bauch vor und den Rücken wieder in die natürliche Kurve. Spüre, wie sich deine Bauch- und Rückenmuskulatur aktiviert. Wiederhole diese Beckenbewegung 3- bis 6-mal und achte dabei auf eine gleichmäßige Atmung.

Weiter geht's auf dem nächsten Blatt.

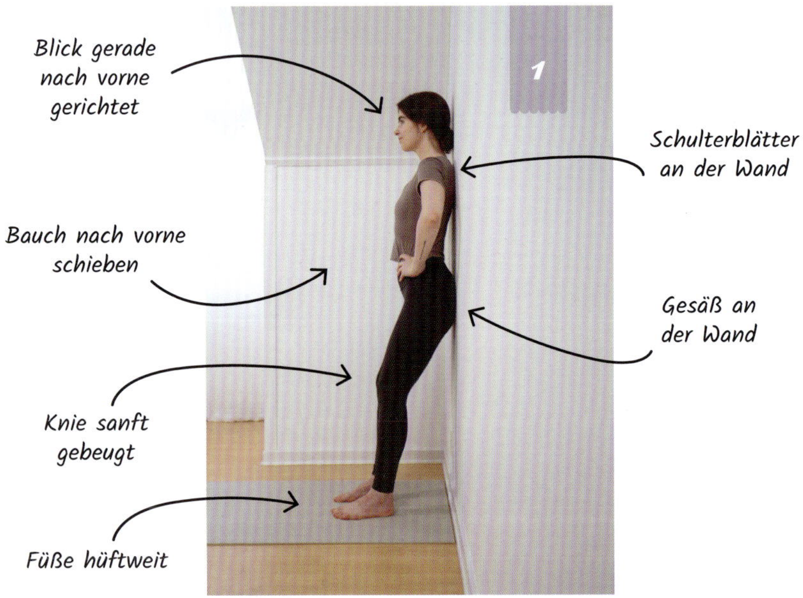

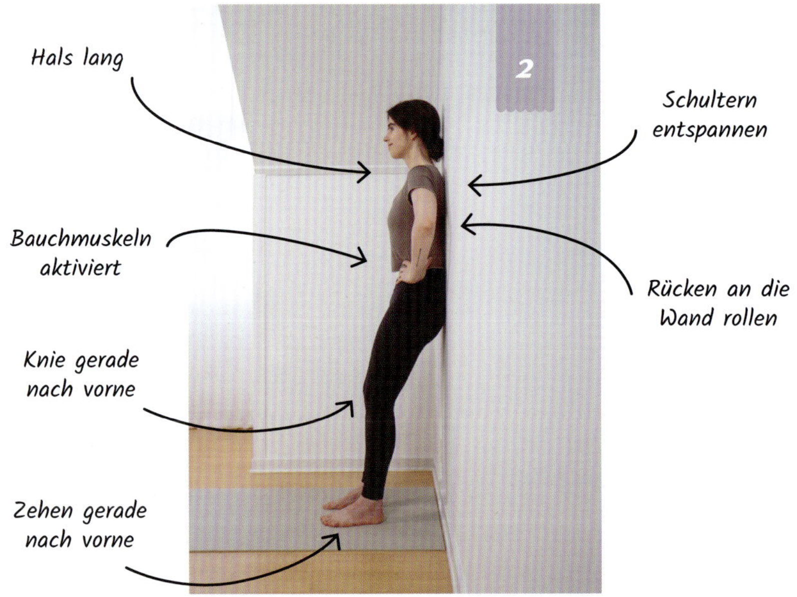

Einbeinige Brücke

1. Lege dich mit dem Rücken auf die Matte. Der rechte Fuß steht auf der Matte. Platziere den linken Fuß an der Wand, optional auf den Zehenspitzen.

2. Die Arme liegen neben deinem Oberkörper auf der Matte. Die Hände drücken aktiv in die Matte. Der Blick ist gerade nach oben gerichtet (Foto 1).

3. Hebe dein Becken mit dem Ausatmen an. Übe dabei nur wenig Druck auf den linken Fuß an der Wand aus, sodass der Fokus auf der rechten Seite liegt (Foto 2).

4. Senke dein Becken mit dem Einatmen ab. Wiederhole die einbeinige Brücke 4- bis 12-mal, dann wechsle die Seite.

Weiter geht's auf dem nächsten Blatt.

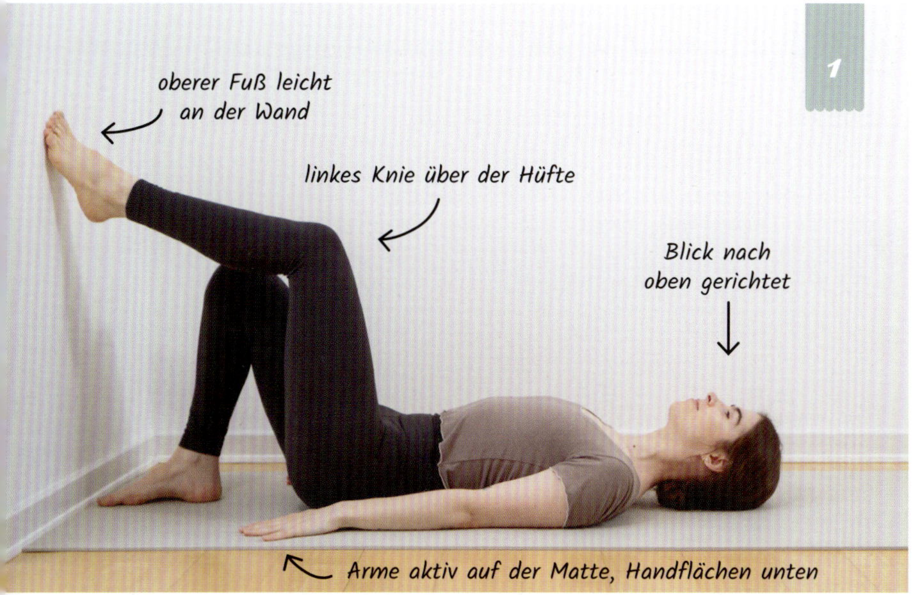
1
oberer Fuß leicht an der Wand
linkes Knie über der Hüfte
Blick nach oben gerichtet
Arme aktiv auf der Matte, Handflächen unten

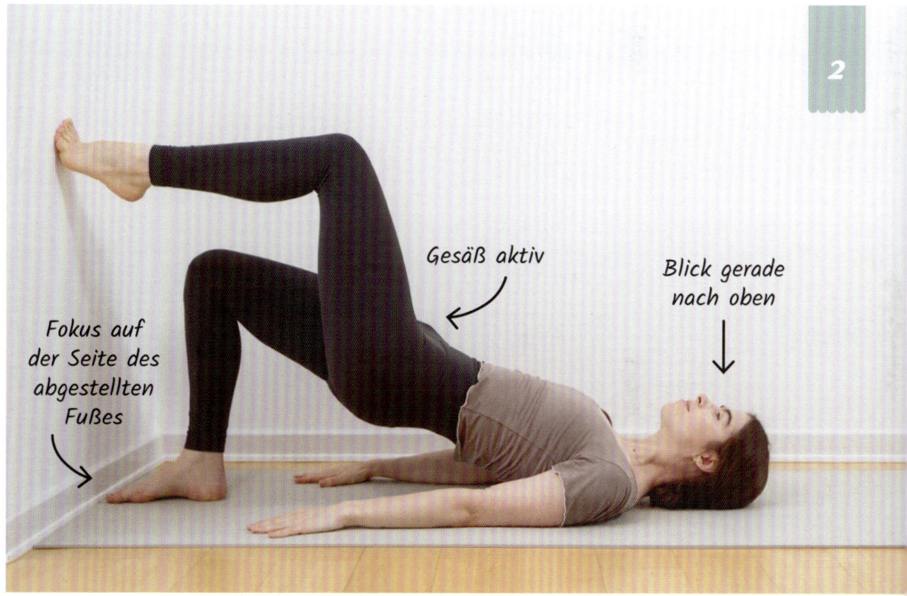
2
Gesäß aktiv
Blick gerade nach oben
Fokus auf der Seite des abgestellten Fußes

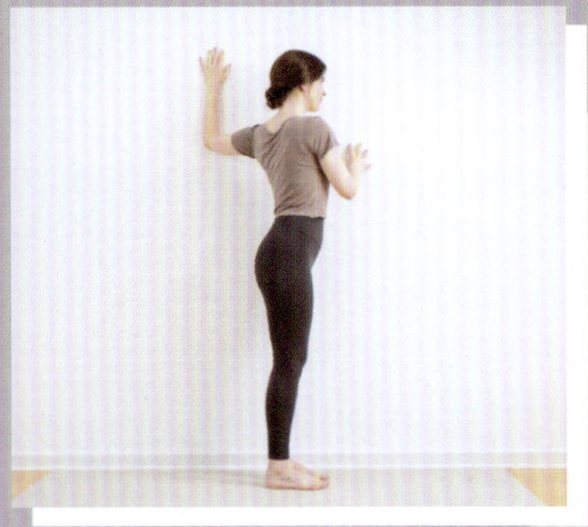
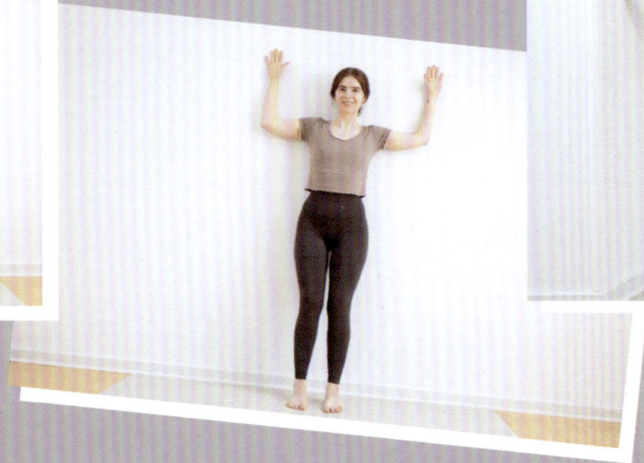
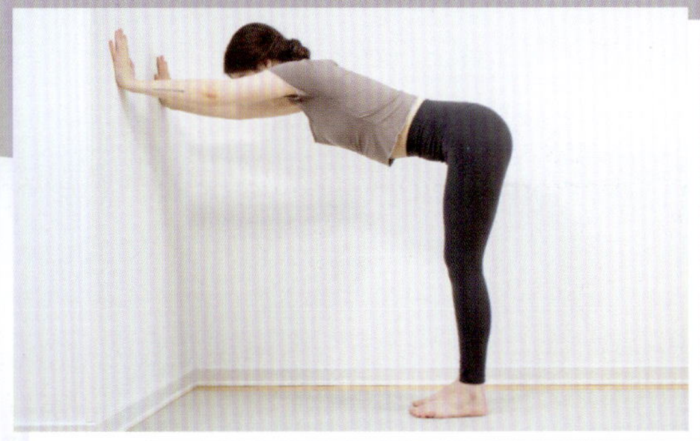

Im Stehen für Zwischendurch

Ob in der Mittagspause, im Büro oder einfach zwischendurch – diese mobilisierenden und dehnenden Übungen im Stehen kannst du ohne Matte machen. Perfekt als kleine Pause, um neue Energie zu finden!

Lunge Squats

1. Stelle dich mit dem Rücken zur Wand, etwa mit einer Armlänge Abstand zur Wand.
2. Steige mit einem Fuß zurück, sodass die Zehen auf der Matte sind und die Ferse an der Wand steht.
3. Lehne den Oberkörper leicht nach vorne, der Rücken bleibt gerade, die Haltung aufrecht. Der Nacken ist lang und der Blick ist nach vorne unten gerichtet.
4. Atme ein, beuge beide Knie, bringe die Hände vor dem Herzen zueinander (Foto 1). Atme aus, strecke beide Beine aus, die Hände gehen nach hinten bis hinter die Hüfte, die Handflächen zeigen zur Wand, die Arme aktiv (Foto 2). Wiederhole die Lunge Squats 6- bis 12-mal, dann wechsle die Seite.

ACHTUNG: *Passe den Stand bei Bedarf an und achte darauf, dass dein Knie über dem Knöchel bleibt.*

Weiter geht's auf dem nächsten Blatt.

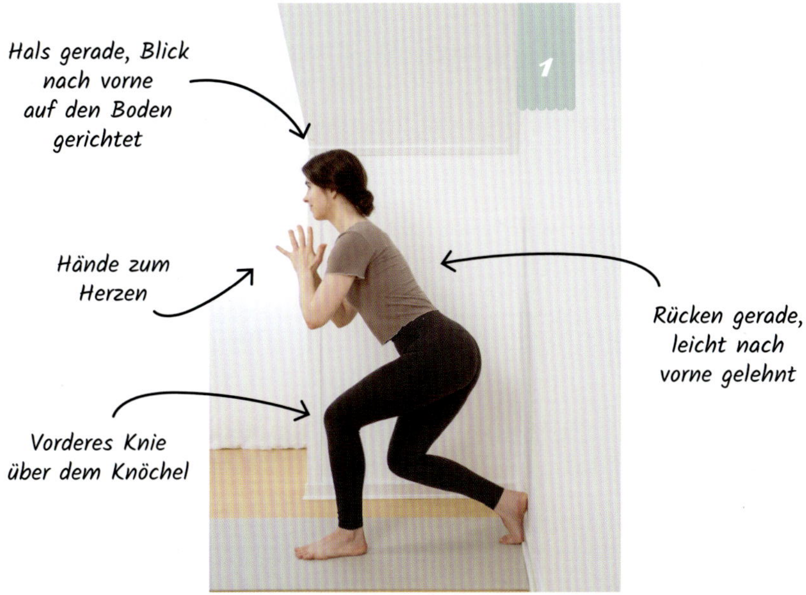
1
Hals gerade, Blick nach vorne auf den Boden gerichtet
Hände zum Herzen
Rücken gerade, leicht nach vorne gelehnt
Vorderes Knie über dem Knöchel

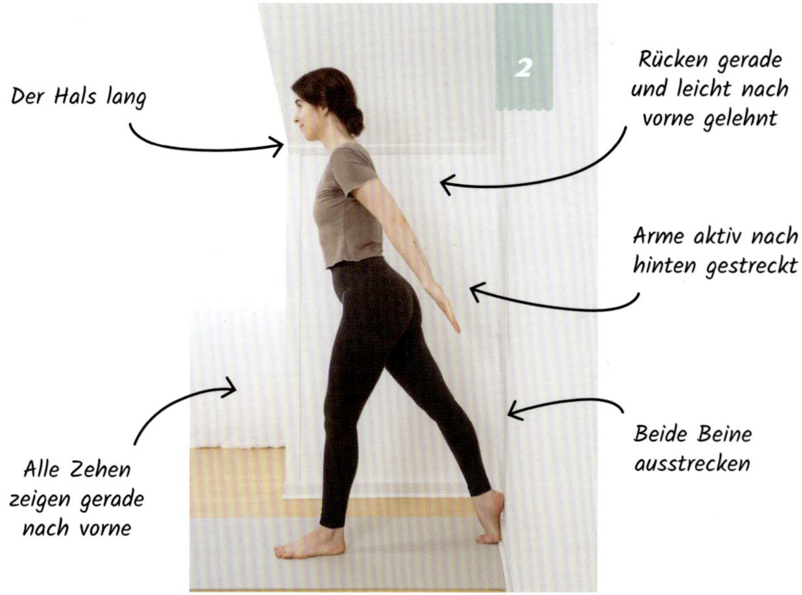

TIPP: *Um es anstrengender zu machen, kannst du unten 2-mal pulsieren und dich dann wieder anheben.*

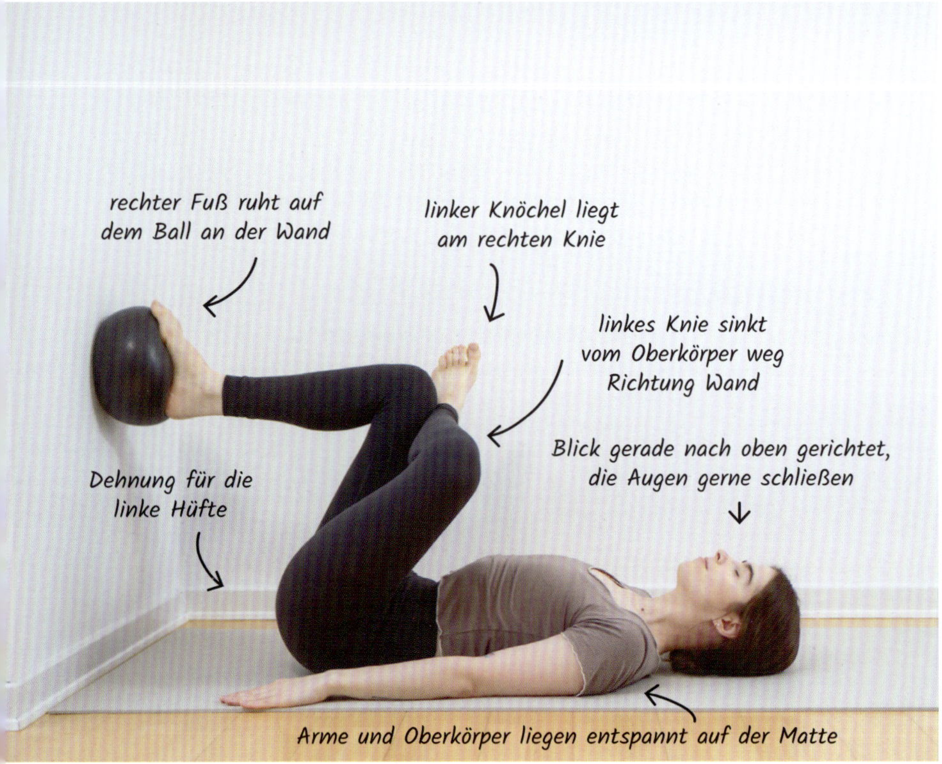
rechter Fuß ruht auf dem Ball an der Wand
linker Knöchel liegt am rechten Knie
linkes Knie sinkt vom Oberkörper weg Richtung Wand
Blick gerade nach oben gerichtet, die Augen gerne schließen
Dehnung für die linke Hüfte
Arme und Oberkörper liegen entspannt auf der Matte

Taube an der Wand mit Ball

1. Lege dich mit dem Rücken auf die Matte. Der linke Fuß steht an der Wand, der rechte Fuß liegt auf dem Ball an der Wand, das rechte Knie ist gebeugt. Der Blick ist gerade nach oben gerichtet.
2. Lege den linken Knöchel auf das rechte Knie und lasse das linke Knie sanft vom Oberkörper weg in Richtung Wand sinken. Spüre die Dehnung in der linken Hüfte. Halte die Taube an der Wand mit Ball für 5–10 tiefe Atemzüge und schließe dabei die Augen, um dich zu entspannen. Dann wechsle die Seite.

TIPP: Ist die Dehnung zu intensiv? Stelle den linken Fuß statt auf den Ball einfach auf die Matte. Das bietet eine sanftere Variante.

Frog Lifts

1. Lege dich auf den Bauch, die Knie gebeugt und die Füße locker an der Wand. Bringe die Knie auseinander und die Füße zusammen. Die Oberschenkel liegen entspannt auf der Matte.

2. Lege die Stirn auf den Händen ab, der Oberkörper bleibt während dieser Übung entspannt und auf der Matte abgelegt (Foto 1).

3. Hebe die Beine mit dem Ausatmen an, sie rutschen an der Wand nach oben (Foto 2). Senke sie mit dem Einatmen wieder ab. Wiederhole die Frog Lifts 4-bis 10-mal.

Weiter geht's auf dem nächsten Blatt.

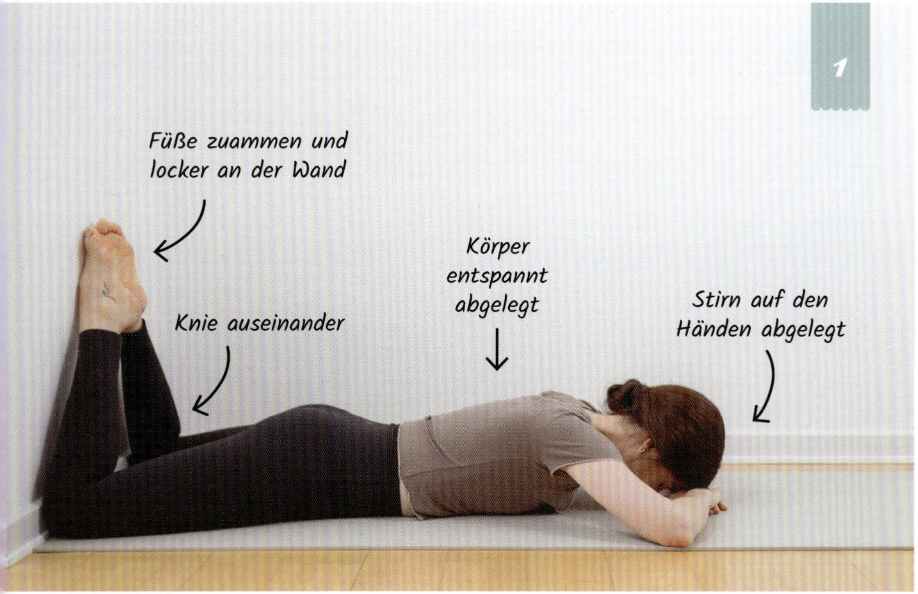
1
Füße zuammen und locker an der Wand
Knie auseinander
Körper entspannt abgelegt
Stirn auf den Händen abgelegt

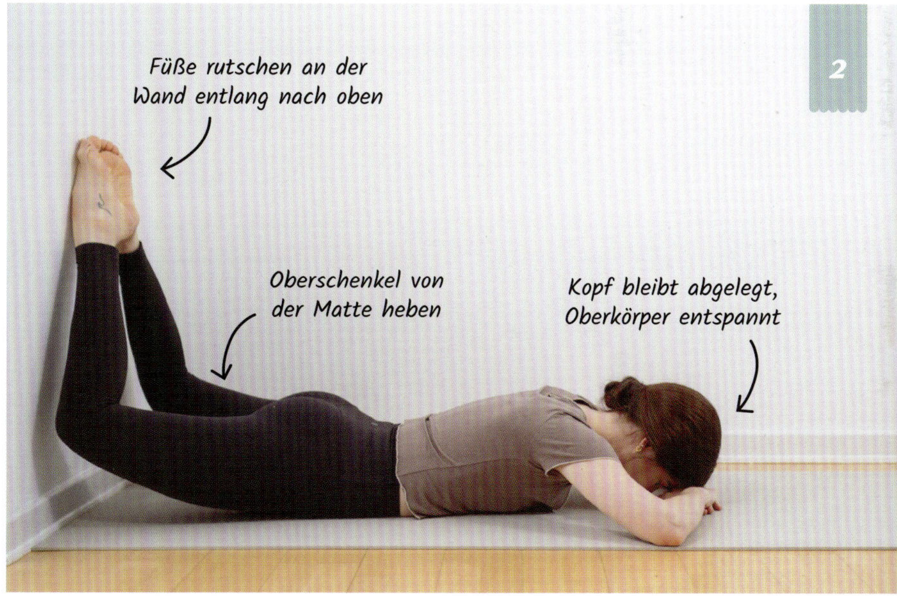
2
Füße rutschen an der Wand entlang nach oben
Oberschenkel von der Matte heben
Kopf bleibt abgelegt, Oberkörper entspannt

TIPP: *Lass danach die Füße 2- bis 3-mal von Seite zu Seite schaukeln, um Spannungen im Rücken zu lösen.*

Einbeinige Brücke mit Ball

1. Lege dich mit dem Kopf in Richtung Wand auf den Rücken. Stelle die Füße hüftweit auf, nahe genug an deinem Körper, um eine stabile Position zu finden.
2. Lege die Hände schulterweit an die Wand. Die Finger zeigen nach unten und die Ellbogen im 90°-Winkel nach oben. Halte die Arme aktiv.
3. Platziere den rechten Fuß auf dem Ball, Fokus auf dem linken Bein. Hebe das Becken durch die linke Ferse an (Foto 1).
4. Rolle den Ball beim Einatmen von dir weg (Foto 2) und ziehe ihn beim Ausatmen wieder heran. Wiederhole 6- bis 10-mal, dann wechsle die Seite.

Weiter geht's auf dem nächsten Blatt.

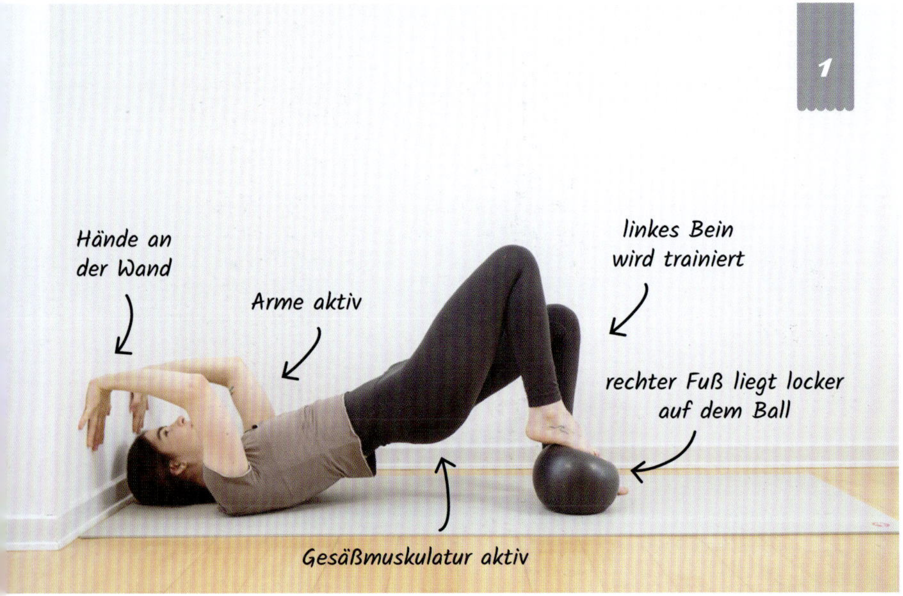
1
Hände an der Wand
Arme aktiv
linkes Bein wird trainiert
rechter Fuß liegt locker auf dem Ball
Gesäßmuskulatur aktiv

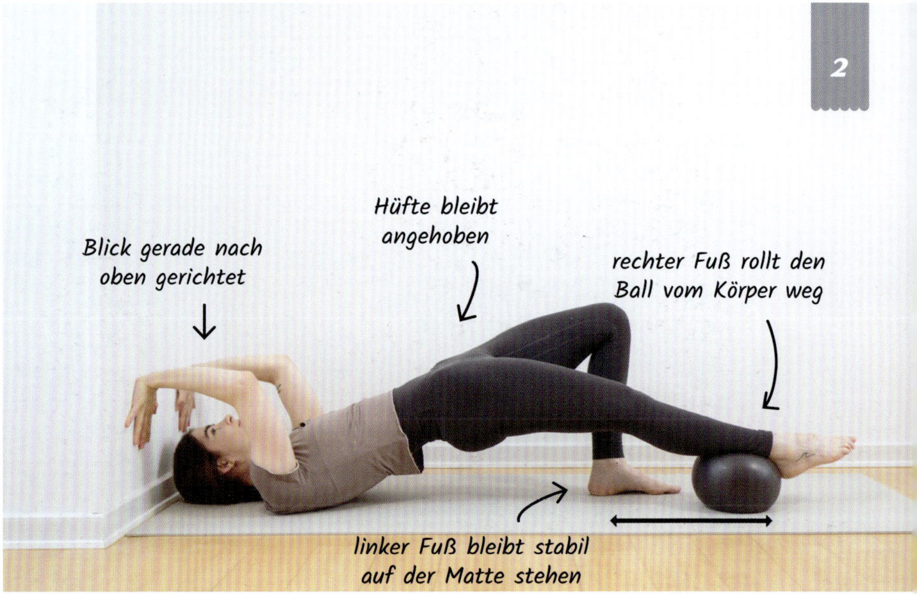
2
Blick gerade nach oben gerichtet
Hüfte bleibt angehoben
rechter Fuß rollt den Ball vom Körper weg
linker Fuß bleibt stabil auf der Matte stehen

TIPP: *Ohne Ball hebst du die rechte Ferse und das rechte Bein an und stellst den Fuß wieder ab.*

Taube an der Wand

1. Lege dich mit dem Rücken auf die Matte, die Füße an der Wand, die Knie über der Hüfte (Foto 1).

2. Lege den linken Knöchel auf das rechte Knie und lass das linke Knie vom Oberkörper weg in Richtung Wand sinken, um eine Dehnung in der linken Hüfte zu spüren (Foto 2).

3. Um die Dehnung zu vertiefen, kannst du das rechte Bein mit beiden Händen umfassen und sanft in Richtung Oberkörper ziehen. Halte die Taube an der Wand für 4 bis 8 Atemzüge und wechsle dann die Seite.

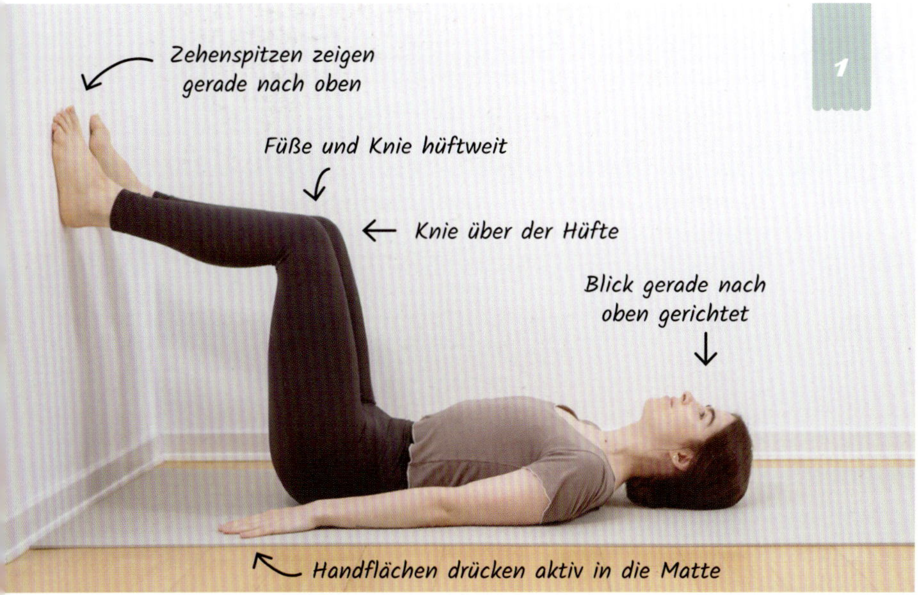
1
Zehenspitzen zeigen gerade nach oben
Füße und Knie hüftweit
Knie über der Hüfte
Blick gerade nach oben gerichtet
Handflächen drücken aktiv in die Matte

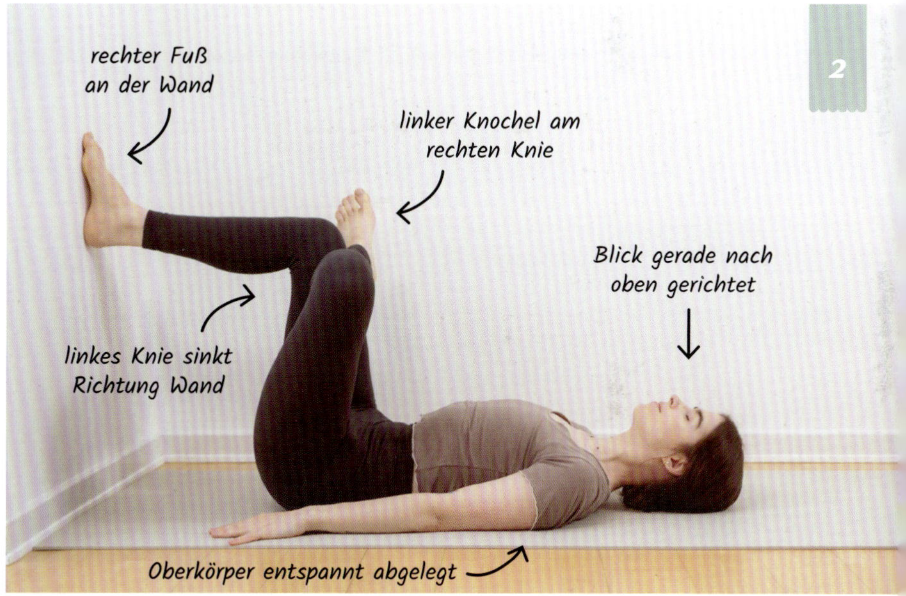
2
rechter Fuß an der Wand
linker Knochel am rechten Knie
Blick gerade nach oben gerichtet
linkes Knie sinkt Richtung Wand
Oberkörper entspannt abgelegt

Workout 2: Für Beine und Gesäß

TIPP: *Wenn die Dehnung mit dem Fuß an der Wand zu intensiv ist, kannst du den rechten Fuß auf die Matte stellen.*

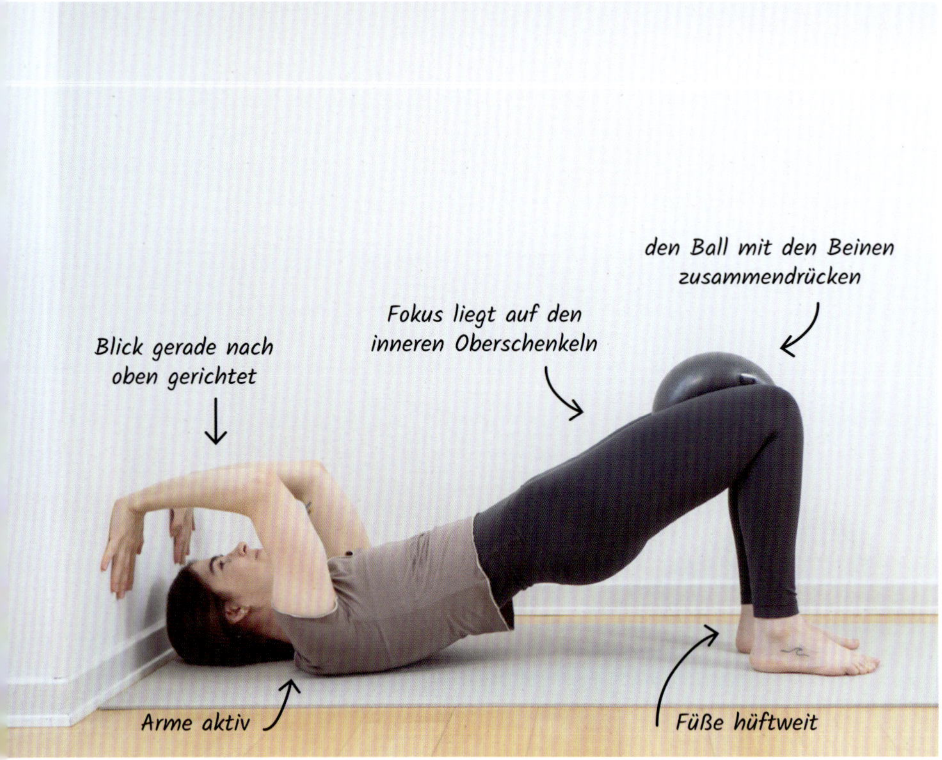
den Ball mit den Beinen zusammendrücken
Fokus liegt auf den inneren Oberschenkeln
Blick gerade nach oben gerichtet
Arme aktiv
Füße hüftweit

Finisher: Squeeze-the-ball!

1. Lege dich mit dem Kopf in Richtung Wand auf den Rücken. Stelle die Füße hüftweit auf, nahe genug an deinem Körper, um eine stabile Position zu finden.
2. Lege den Ball zwischen die Oberschenkel, nah bei den Knien, und aktiviere durch leichten Druck die inneren Oberschenkel.
3. Lege die Hände schulterweit an die Wand. Die Finger zeigen nach unten. Die Ellbogen zeigen im rechten Winkel nach oben. Halte die Arme aktiv.
4. Halte dein Becken oben. Drücke den Ball zwischen den Beinen zusammen und löse. Wiederhole diese kleine, aber kraftvolle Bewegung 10- bis 20-mal!

TIPP: Kein Ball zur Hand? Diese Übung funktioniert auch wunderbar mit einem aufgerollten Handtuch oder kleinem Kissen.

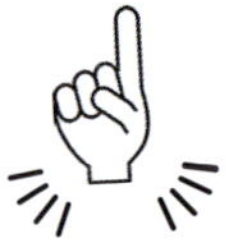

Weiter geht's auf dem nächsten Blatt.

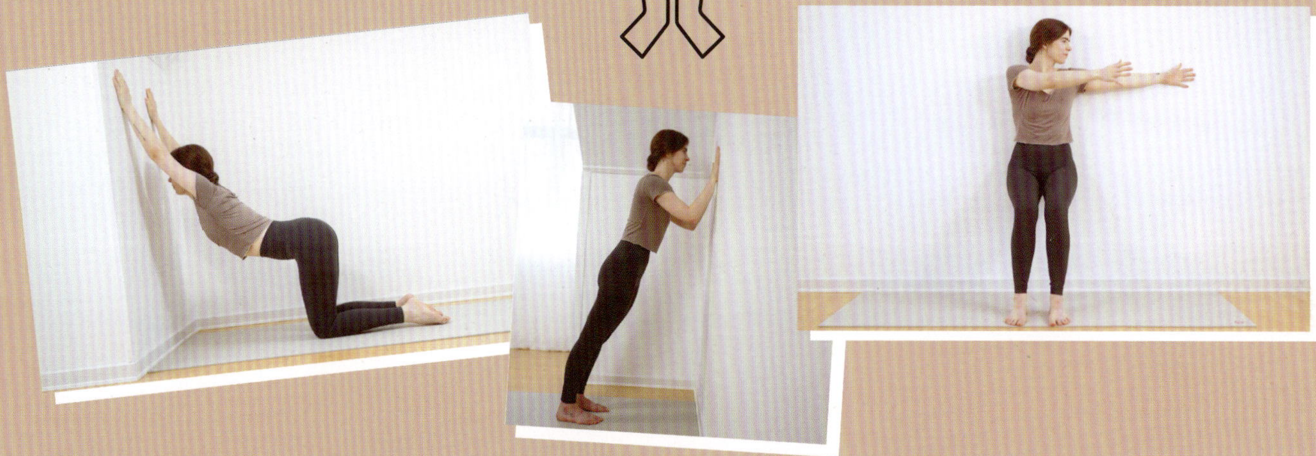

Zur Stärkung der Arme und Schultern

In dieser Sequenz widmen wir uns vorrangig der Muskulatur in Armen und Schultern, aber auch die Core- und Rückenmuskulatur wird in vielen Übungen trainiert.

Brücke mit Händen an der Wand

1. Lege dich mit dem Kopf in Richtung Wand auf den Rücken. Stelle die Füße hüftweit voneinander entfernt auf, nahe genug an deinem Körper, um eine stabile Position zu finden.

2. Lege den Ball zwischen die Oberschenkel, nah bei den Knien, und aktiviere durch leichten Druck die inneren Oberschenkel.

3. Lege die Hände schulterweit an die Wand, die Finger sind nach unten gerichtet. Die Ellbogen zeigen etwa im rechten Winkel nach oben. Halte die Arme aktiv (Foto 1).

4. Hebe dein Becken mit dem Ausatmen an (Foto 2) und senke es mit dem Einatmen ab. Die Gesäßmuskulatur ist die ganze Zeit aktiv, das Gesäß berührt die Matte zwischendurch nur kurz. Wiederhole die Brücke mit Händen an der Wand 8- bis 12-mal.

Weiter geht's auf dem nächsten Blatt.

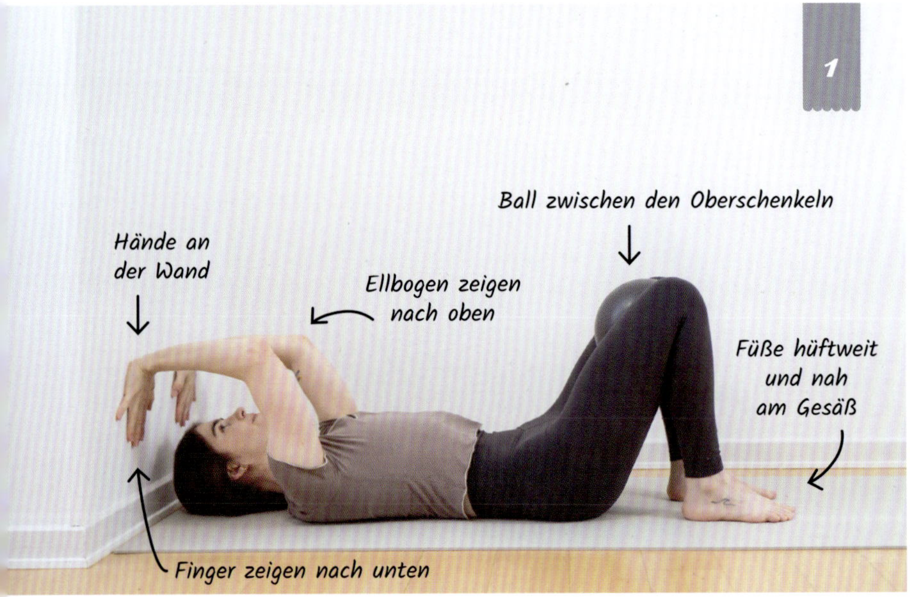
1
Hände an der Wand
Ellbogen zeigen nach oben
Ball zwischen den Oberschenkeln
Füße hüftweit und nah am Gesäß
Finger zeigen nach unten

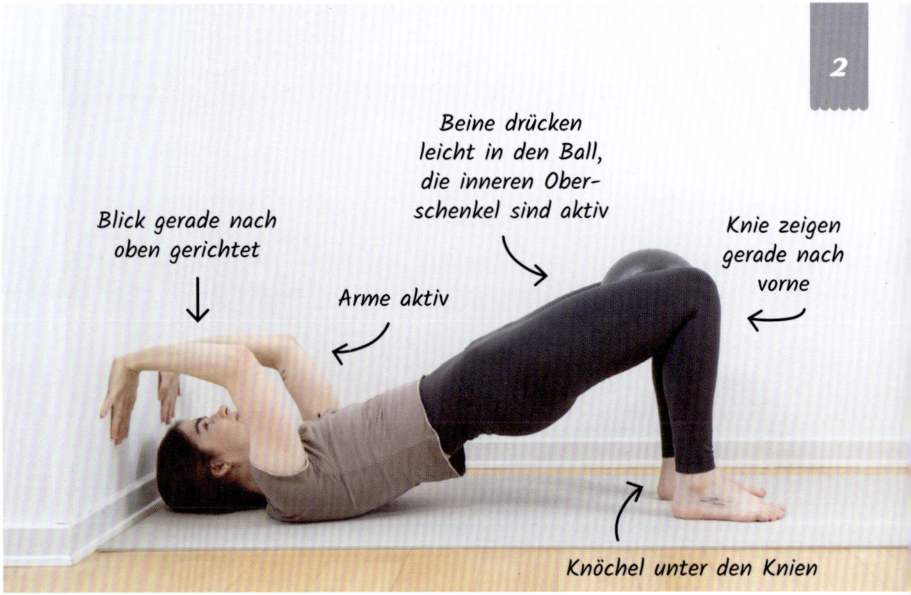
2
Blick gerade nach oben gerichtet
Arme aktiv
Beine drücken leicht in den Ball, die inneren Oberschenkel sind aktiv
Knie zeigen gerade nach vorne
Knöchel unter den Knien

TIPP: *Kein Ball zur Hand? Diese Übung funktioniert auch wunderbar mit einem aufgerollten Handtuch oder kleinem Kissen – oder einfach ganz ohne Equipment!*

Seitdehnung im Stehen

1. Stell dich mit der linken Seite zur Wand mit etwas weniger als einer Armlänge Abstand. Der Stand ist stabil, die Füße hüftweit voneinander entfernt. Lege die linke Hand auf Schulterhöhe an die Wand (Foto 1).

2. Dehne den rechten Arm mit dem Einatmen nach oben und herüber nach links, der linke Ellbogen beugt sich dabei (Foto 2).

3. Löse die Dehnung mit dem Ausatmen auf, der linke Arm bewegt sich wieder in die Ausgangsposition.

4. Wiederhole die Seitdehnung im Stehen 3- bis 6-mal, dann wechsle die Seite.

Weiter geht's auf dem nächsten Blatt.

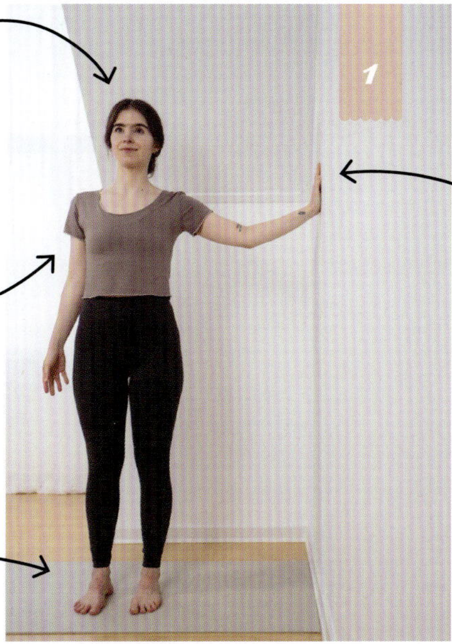
Blick gerade nach vorne gerichtet
1
aufrechte Haltung
linke Hand an der Wand, der Ellbogen leicht gebeugt
Füße hüftweit

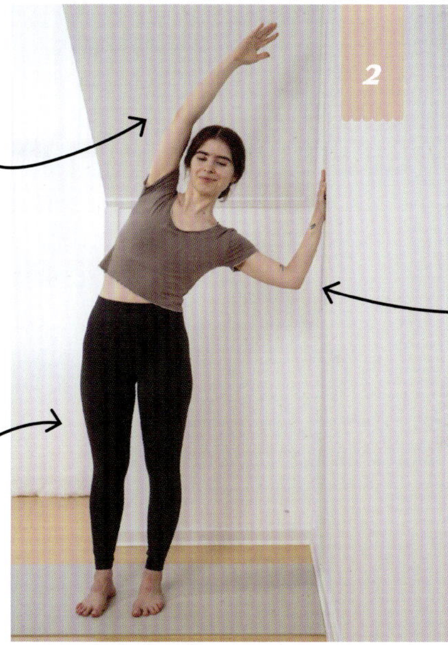
rechter Arm dehnt hoch und Richtung Wand
2
linker Ellbogen beugt
Füße und Beine bleiben stabil stehen

Workout 3: Zur Stärkung der Arme und Schultern

Finisher: Seitlich Pulsieren

1. Side Lift: Stelle dich vor die Wand mit dem Blick zur Wand gerichtet. Die Hände sind auf Schulterhöhe an der Wand, die Ellbogen leicht gebeugt. Hebe den rechten Fuß an und klemme den Ball hinter das rechte Knie, der Fuß bleibt aktiv (Foto 1).

2. Hebe das rechte Knie zur Seite, halte die Position und führe kleine, pulsierende Bewegungen mit dem rechten Bein auf und ab aus. Achte darauf, dass Hüfte und Oberkörper gerade zur Wand ausgerichtet bleiben (Foto 2). Pulsiere 10- bis 20-mal. Dann gehe zurück zur vorherigen Übung für die andere Seite, falls du die Seite nicht gewechselt hattest.

Weiter geht's auf dem nächsten Blatt.

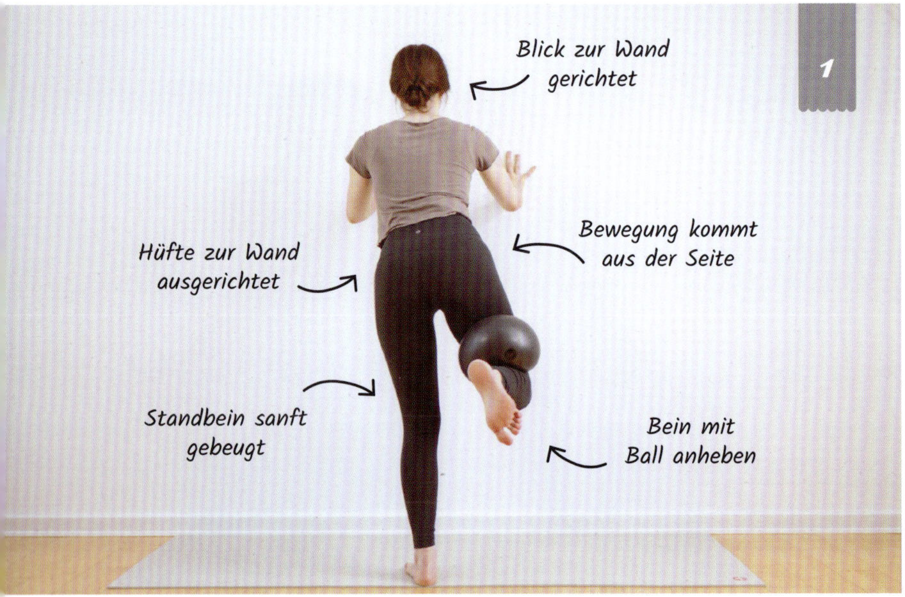
1
Blick zur Wand gerichtet
Hüfte zur Wand ausgerichtet
Bewegung kommt aus der Seite
Standbein sanft gebeugt
Bein mit Ball anheben

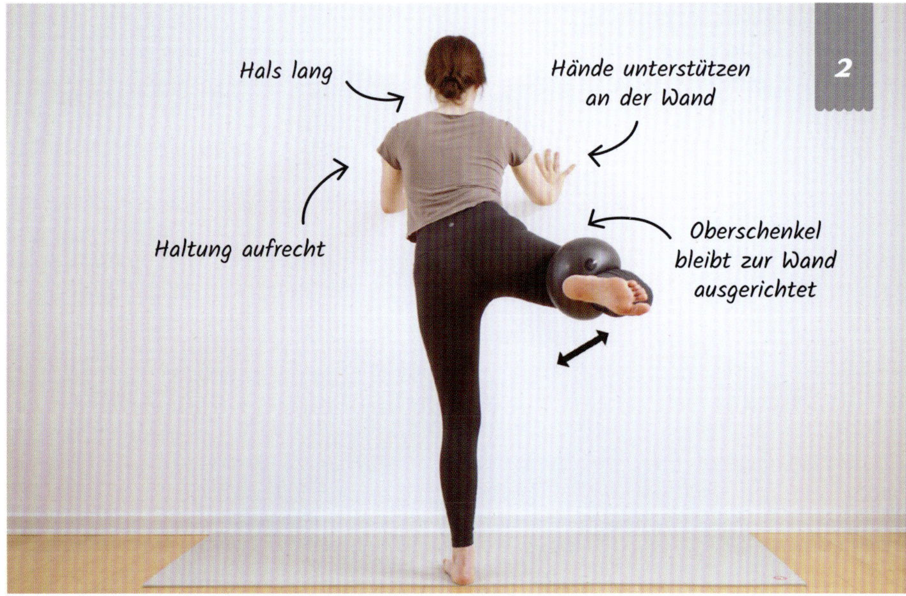
2
Hals lang
Hände unterstützen an der Wand
Haltung aufrecht
Oberschenkel bleibt zur Wand ausgerichtet

TIPP: *Kein Ball zur Hand? Diese Übung funktioniert auch wunderbar mit einem aufgerollten Handtuch oder kleinem Kissen – oder einfach ganz ohne Equipment!*

Wall Squat mit Rotation

1. Setze dich in einer Kniebeuge an die Wand. Die Füße und Knie sind hüftweit voneinander entfernt, die Knie über den Knöcheln, die Oberschenkel (fast) parallel zur Matte. Der Rücken liegt in natürlicher Kurve an der Wand.

2. Strecke die Arme seitlich aus, die Handrücken an der Wand, die Handflächen zeigen nach vorne (Foto 1).

3. Rotiere den rechten Arm mit dem Ausatmen nach vorne und herüber nach links (Foto 2) und komm mit dem Einatmen zurück in die Ausgangsposition. Wiederhole die Rotation abwechselnd 3- bis 5-mal pro Seite.

TIPP 1: *Für eine sanftere Variante kannst du höher an der Wand sitzen.*

Weiter geht's auf dem nächsten Blatt.

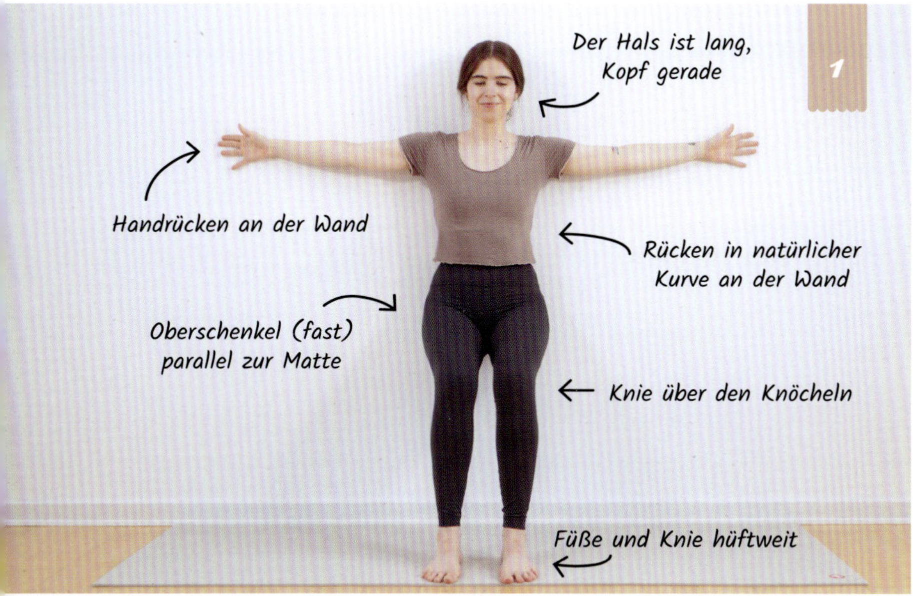
1
Der Hals ist lang, Kopf gerade
Handrücken an der Wand
Rücken in natürlicher Kurve an der Wand
Oberschenkel (fast) parallel zur Matte
Knie über den Knöcheln
Füße und Knie hüftweit

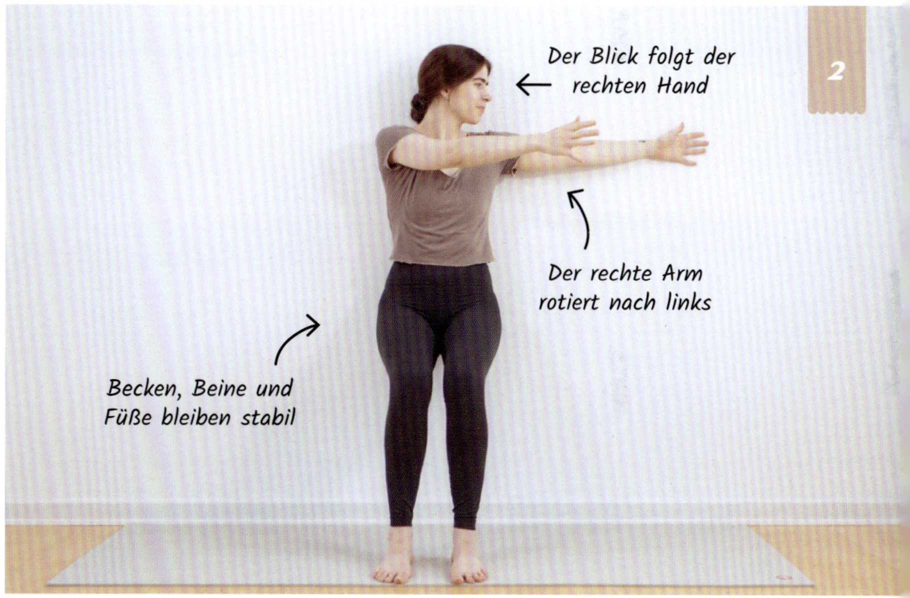
2
Der Blick folgt der rechten Hand
Der rechte Arm rotiert nach links
Becken, Beine und Füße bleiben stabil

Workout 3: Zur Stärkung der Arme und Schultern

TIPP 2: *Für eine anstrengendere Variante kannst du die rechte Ferse heben, während du den rechten Arm nach links rotierst.*

Curtsy & Side Lift

1. Stelle dich vor die Wand mit dem Blick zur Wand gerichtet. Die Hände sind etwa auf Schulterhöhe an der Wand, die Ellbogen leicht gebeugt. Hebe den rechten Fuß an und klemme den Ball hinter das rechte Knie. Der rechte Fuß aktiv.

2. Bringe das rechte Knie hinter das linke. Beuge mit dem Einatmen das linke Knie, sodass das rechte Knie bis zur Mitte der linken Wade nach unten rutscht (Foto 1).

3. Drücke dich mit dem Ausatmen aus dem linken Bein wieder hoch und hebe das rechte Knie zur Seite an, die Hüfte bleibt die ganze Zeit Richtung Wand ausgerichtet (Foto 2). Wiederhole die Curtsy & Side Lift Übung 6- bis 12-mal, dann gehe entweder direkt zur nächsten Übung als Finisher oder wiederhole die Curtsy & Side Lift Übung zunächst auf der anderen Seite!

Weiter geht's auf dem nächsten Blatt.

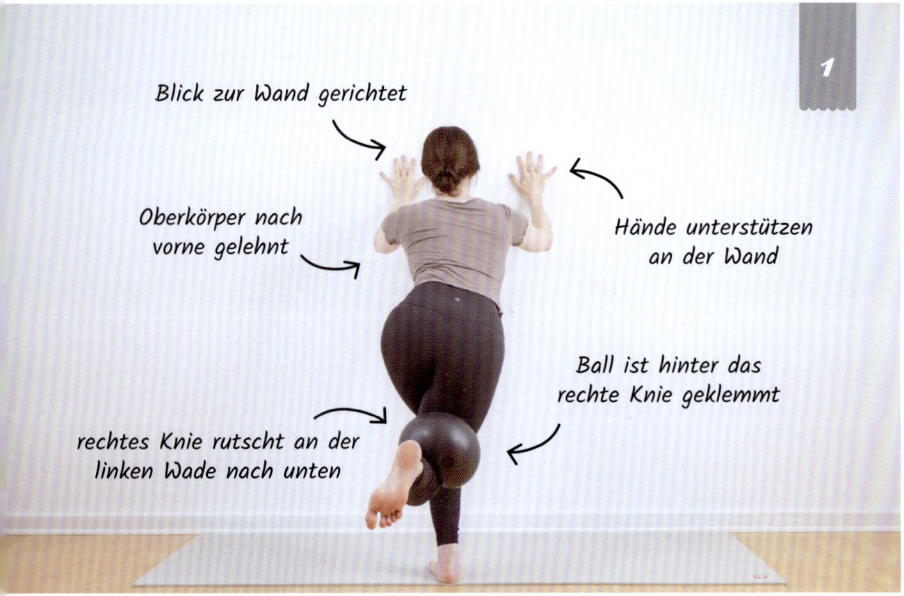
1
Blick zur Wand gerichtet
Oberkörper nach vorne gelehnt
Hände unterstützen an der Wand
Ball ist hinter das rechte Knie geklemmt
rechtes Knie rutscht an der linken Wade nach unten

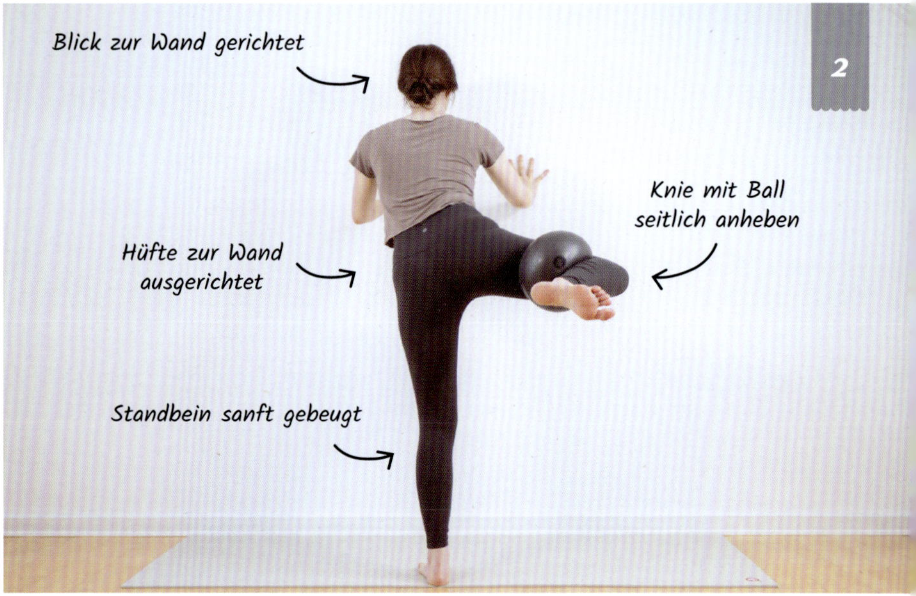
2
Blick zur Wand gerichtet
Knie mit Ball seitlich anheben
Hüfte zur Wand ausgerichtet
Standbein sanft gebeugt

Workout 10: Mit kleinem Pilates-Ball

TIPP: *Kein Ball zur Hand? Diese Übung funktioniert auch wunderbar mit einem aufgerollten Handtuch oder kleinem Kissen – oder einfach ganz ohne Equipment!*

Liegestütz an der Wand

1. Ausgangsposition Planke an der Wand: Stelle dich mit Blick zur Wand, lege die Hände auf Schulterhöhe, schulterweit voneinander entfernt an die Wand, die Arme sind gestreckt. Der Nacken ist lang, die Schultern entspannt. Achte darauf, dass die Handflächen an der Wand sind, die Finger gespreizt und die Fingerspitzen greifen die Wand (Foto 1).

2. Steige mit beiden Füßen einen kleinen Schritt nach hinten, so dass du gegen die Wand gelehnt bist und hebe optional die Fersen an, sodass du auf den Zehenspitzen stehst.

3. Beuge langsam beide Ellbogen mit dem Einatmen Richtung Wand (Foto 2) und drücke dich mit dem Ausatmen wieder hoch. Der Körper bleibt dabei in einer geraden Linie. Wiederhole den Liegestütz an der Wand 4-bis 8-mal.

Weiter geht's auf dem nächsten Blatt.

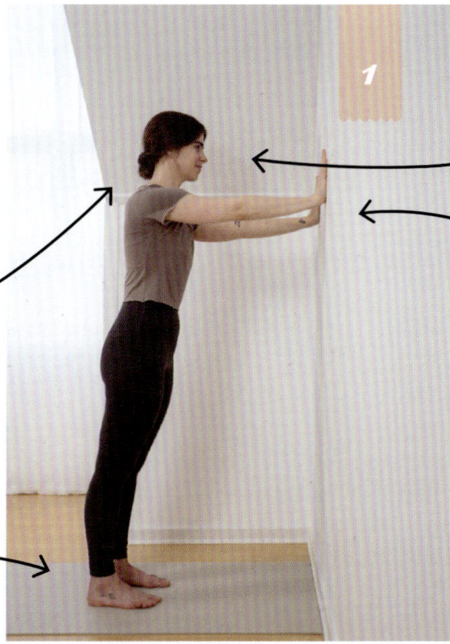
1
Blick zur Wand gerichtet
Nacken lang, Schultern entspannt
Hände schulterhoch und schulterweit
Füße hüftweit

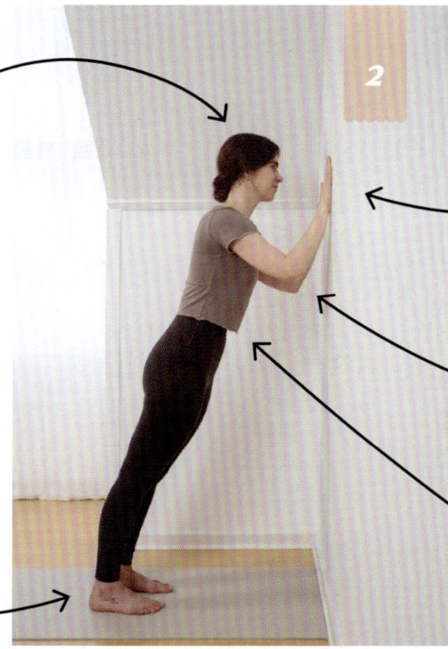
2
Blick bleibt gerade auf die Wand gerichtet
Finger gespreizt, Handflächen liegen an der Wand
Ellbogen bleiben nah am Körper
Körper lehnt gerade nach vorne
Fersen können unten bleiben oder angehoben werden

Workout 3: Zur Stärkung der Arme und Schultern

TIPP: *Wenn du näher an der Wand stehst, wird die Übung sanfter, weiter weg wird es anstrengender!*

Einarmiger Liegestütz gegen die Wand

1. Stelle dich vor die Wand mit dem Blick zur Wand gerichtet. Die rechte Hand liegt flach an der Wand. Der rechte Arm ist ausgestreckt. Die linke Hand liegt auf dem Ball an der Wand. Beide Hände befinden sich auf Schulterhöhe und schulterweit voneinander entfernt. Lehne dich leicht nach vorne, sodass dein Körper wie in einer Plankenposition schräg zur Wand steht (Foto 1).

2. Atme ein, beuge den rechten Arm, der Ellbogen zeigt dabei nach unten, und rolle gleichzeitig den Ball mit der linken Hand nach oben. Achte darauf, dass dein Körper gerade ausgerichtet bleibt (Foto 2). Atme aus und drücke dich wieder in die Ausgangsposition zurück. Wiederhole den Liegestütz gegen die Wand 5- bis 8-mal und wechsle dann die Seite.

Weiter geht's auf dem nächsten Blatt. ↗

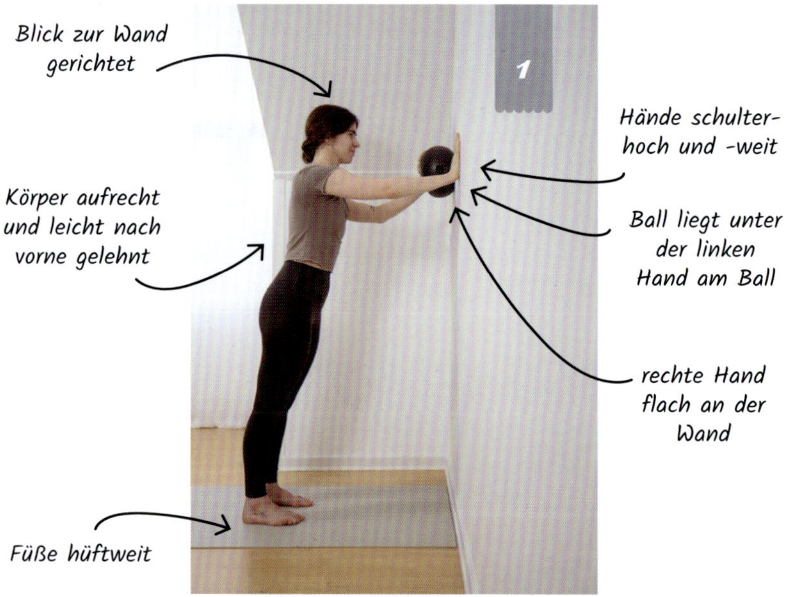

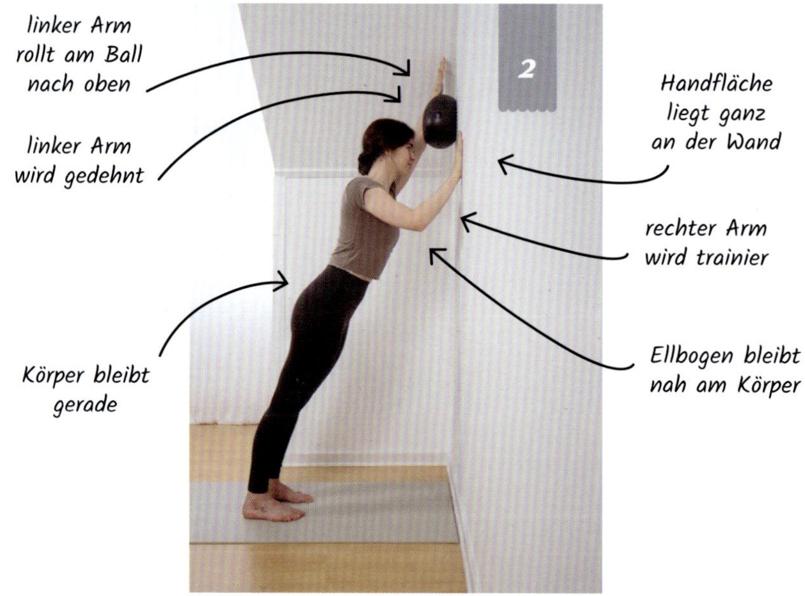
2
linker Arm rollt am Ball nach oben
linker Arm wird gedehnt
Körper bleibt gerade
Handfläche liegt ganz an der Wand
rechter Arm wird trainier
Ellbogen bleibt nah am Körper

TIPP: *Kein Ball zur Hand? Lass die linken Fingerspitzen sanft an der Wand nach oben rutschen und wieder nach unten.*

Plank Walk

1. Ausgangsposition Planke an der Wand: Stelle dich mit Blick zur Wand und lege die Hände auf Schulterhöhe, schulterweit voneinander entfernt an die Wand, die Arme sind gestreckt. Der Nacken ist lang, die Schultern entspannt. Achte darauf, dass die Handflächen ganz an der Wand liegen.

2. Steige mit beiden Füßen einen kleinen Schritt nach hinten, so dass du gegen die Wand gelehnt bist.

3. Lege zuerst den rechten Unterarm an die Wand (Foto 1), dann den linken. Danach die rechte Hand wieder zur Wand (Foto 2) und dann die linke Hand. Wiederhole den Plank Walk 4- bis 8-mal und wechsle dabei die Hand mit der du anfängst.

Weiter geht's auf dem nächsten Blatt.

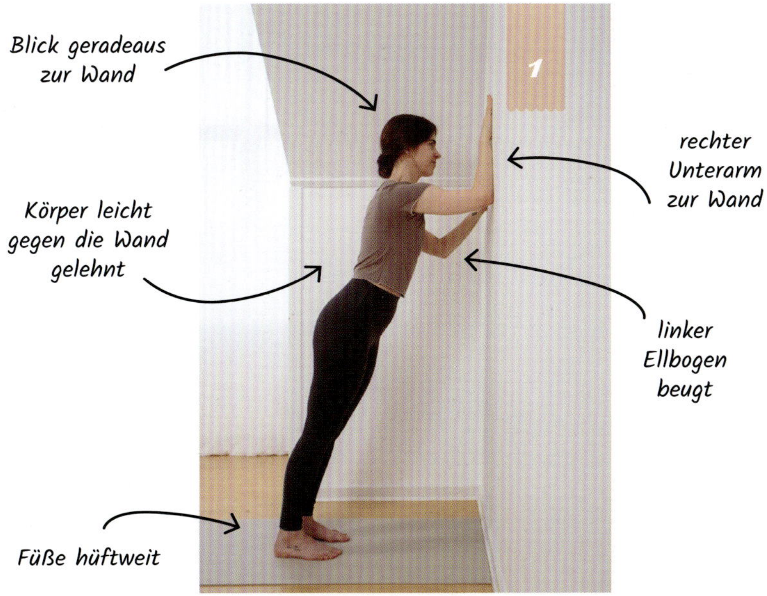

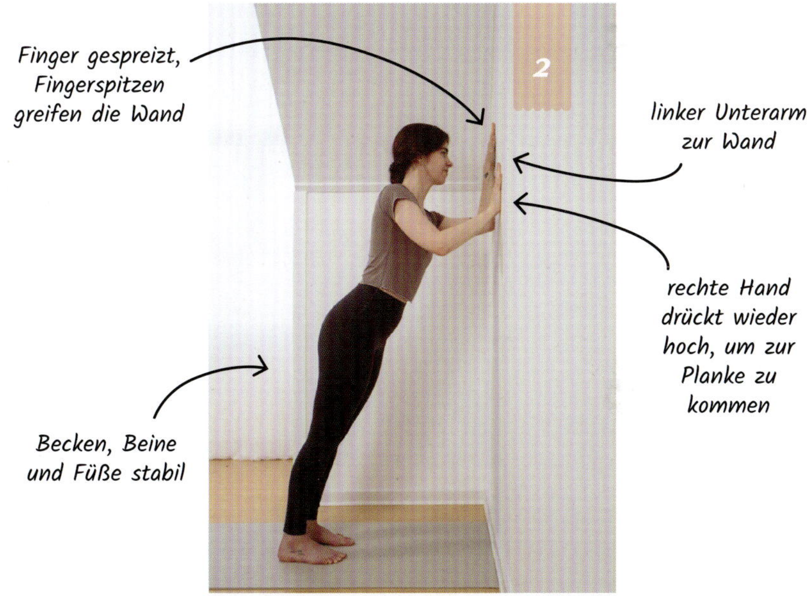
2
Finger gespreizt, Fingerspitzen greifen die Wand
linker Unterarm zur Wand
rechte Hand drückt wieder hoch, um zur Planke zu kommen
Becken, Beine und Füße stabil

TIPP: *Sanfte Variante: Die Planke halten und mit einer Hand die jeweils andere Schulter berühren.*

Dynamischer Wall Squat

1. Stelle dich mit dem Rücken an die Wand. Der Ball befindet sich zwischen dir und der Wand am unteren Rücken, knapp über dem Gesäß. Wandere mit den Füßen ein Stück von der Wand weg, sodass du bereit für eine Kniebeuge bist.
2. Die Füße sind hüftweit voneinander entfernt und die Zehen zeigen gerade nach vorne (Foto 1).
3. Atme ein und beuge die Knie langsam, um in die Squat-Position zu sinken. Der Ball rollt dabei sanft an deinem Rücken hoch. Achte darauf, dass die Knie gerade nach vorne zeigen und sich über den Knöcheln befinden (Foto 2). Atme aus und drücke dich kraftvoll wieder nach oben in die Ausgangsposition. Wiederhole den dynamischen Wall Squat 6- bis 10-mal.

Weiter geht's auf dem nächsten Blatt.

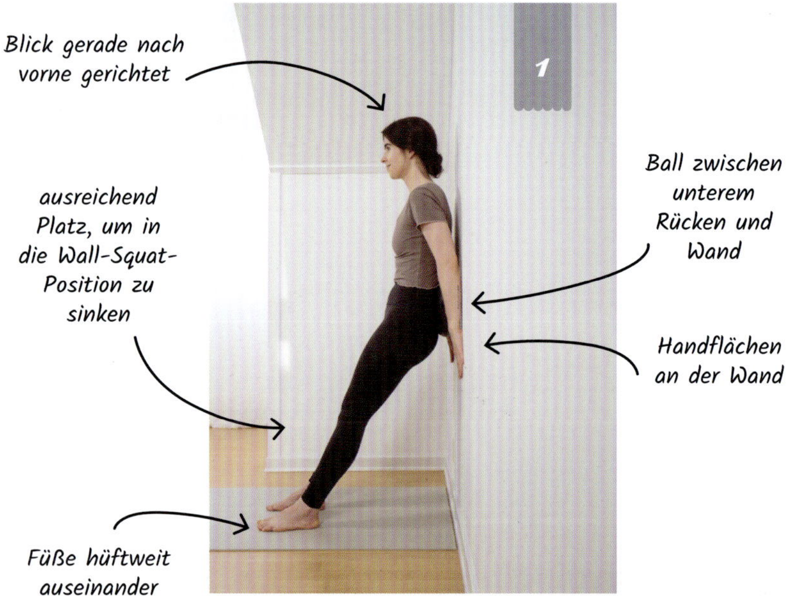

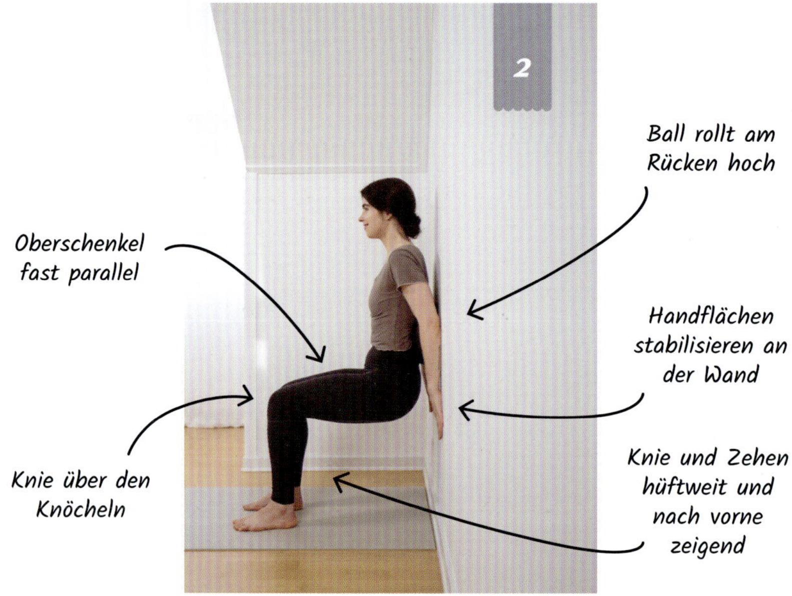

Workout 10: Mit kleinem Pilates-Ball

TIPP: *Kein Ball zur Hand? Halte den Wall Squat an der Wand für 10–30 Sekunden!*

Einarmiger Liegestütz

1. Ausgangsposition Planke an der Wand: Stelle dich mit Blick zur Wand, lege die Hände auf Schulterhöhe an die Wand, schulterweit voneinander entfernt. Der Nacken ist lang, die Schultern entspannt. Achte darauf, dass die Handflächen an der Wand sind, die Finger gespreizt und die Fingerspitzen greifen die Wand.

2. Lege die rechte Hand an die Hüfte oder an den unteren Rücken (Foto 1). Beuge den linken Arm mit dem Einatmen (Foto 2) und drücke dich mit dem Ausatmen wieder hoch. Wiederhole den einarmigen Liegestütz abwechselnd 5- bis 8-mal pro Seite.

Weiter geht's auf dem nächsten Blatt.

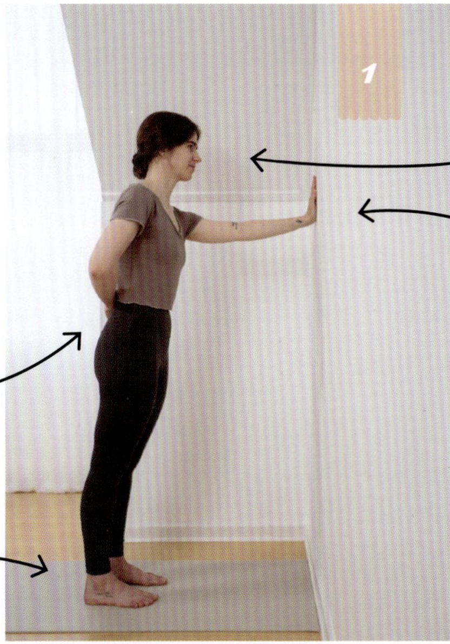
1
Blick geradeaus zur Wand gerichtet
linke Hand an der Wand
rechte Hand an der Hüfte oder am Rücken
Füße hüftweit

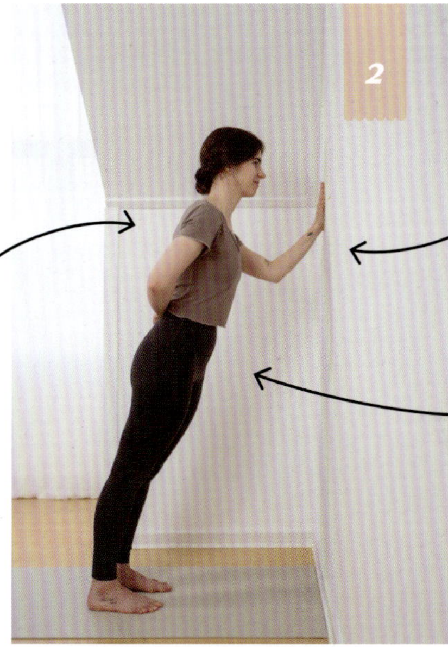
2
Kraft kommt aus dem linken Arm
Körper bleibt in einer geraden Linie
Hüfte gerade zur Wand ausgerichtet

TIPP: *Für eine anstrengendere Variante kannst du alle Wiederholungen zunächst auf einer Seite durchfuhren und dann die Seite wechseln.*

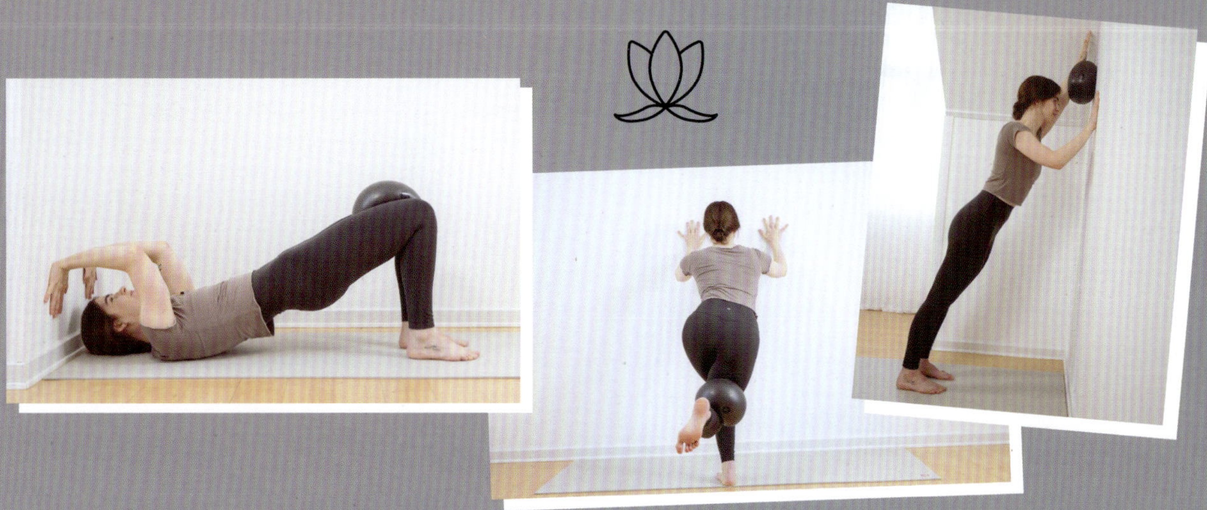

Mit kleinem Pilates-Ball

Der Pilates-Ball gehört zu meinen liebsten Geräten beim Pilates! Falls du keinen zur Hand hast, habe ich dir Alternativen zu den Übungen dazugeschrieben – du kannst also trotzdem mitmachen! Lege dir schonmal ein kleines Kissen, ein gerolltes Handtuch oder Decke bereit.

Plank & Wall Reach

1. Komm in den Vierfüßlerstand mit dem Kopf in Richtung Wand. Teste, ob du die Hände an die Wand legen kannst, wenn du die Arme nach vorne ausstreckst (Foto 1).

2. Steige mit den Füßen nacheinander nach hinten, etwa hüftweit voneinander entfernt, um dich in die Planke anzuheben. Achte darauf, dass der Rücken gerade ist und die Schultern und Schlüsselbeine geweitet sind. Drücke die Matte aktiv von dir weg für eine aktive Haltung.

3. Versuche nun vorsichtig, eine Hand nach vorne zur Wand zu strecken (Foto 2), wieder absetzen und zur anderen Seite wechseln. Wiederhole die Plank & Wall Reach Übung 6- bis 8- mal.

TIPP 1: *Bleibe für eine sanftere Variante auf den Knien im Vierfüßlerstand.*

Weiter geht's auf dem nächsten Blatt.

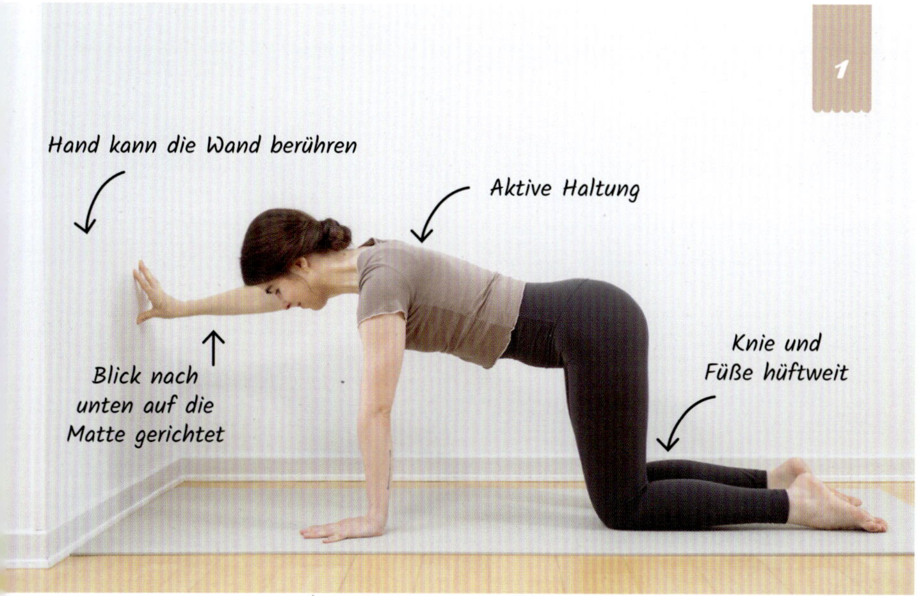
1
Hand kann die Wand berühren
Aktive Haltung
Blick nach unten auf die Matte gerichtet
Knie und Füße hüftweit

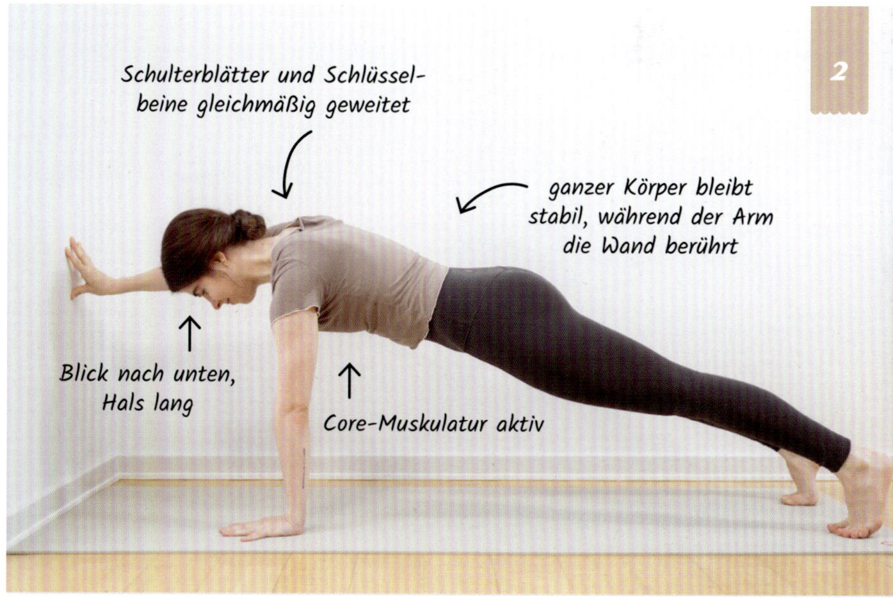
2
Schulterblätter und Schlüsselbeine gleichmäßig geweitet
ganzer Körper bleibt stabil, während der Arm die Wand berührt
Blick nach unten, Hals lang
Core-Muskulatur aktiv

Workout 3: Zur Stärkung der Arme und Schultern

TIPP 2: *Für eine Herausforderung hebe das gegenüberliegende Bein an.*

Triangle Twist

1. Strecke von der Göttinnen-Haltung (vorherige Übung) kommend beide Beine aus. Drehe dich nach links und platziere den linken Fuß parallel zur Wand. Der rechte Fuß ist diagonal in Richtung der rechten vorderen Ecke der Matte platziert. Bei Bedarf kannst du den Abstand zwischen den Füßen verkürzen, um eine stabilere Basis zu finden.

2. Senke beide Hände ab, entweder zum Boden oder, bei Bedarf, auf Yogablöcke oder Bücher. Achte darauf, dass die Hüfte tendenziell nach vorne ausgerichtet bleibt. Beide Beine bleiben ausgestreckt.

3. Drehe dich zur Wand und lege die linke Hand auf Schulterhöhe an die Wand (Foto 1). Wenn es sich gut anfühlt, strecke den linken Arm entlang der Wand nach oben (Foto 2). Halte den Triangle Twist für 4 bis 6 Atemzüge.

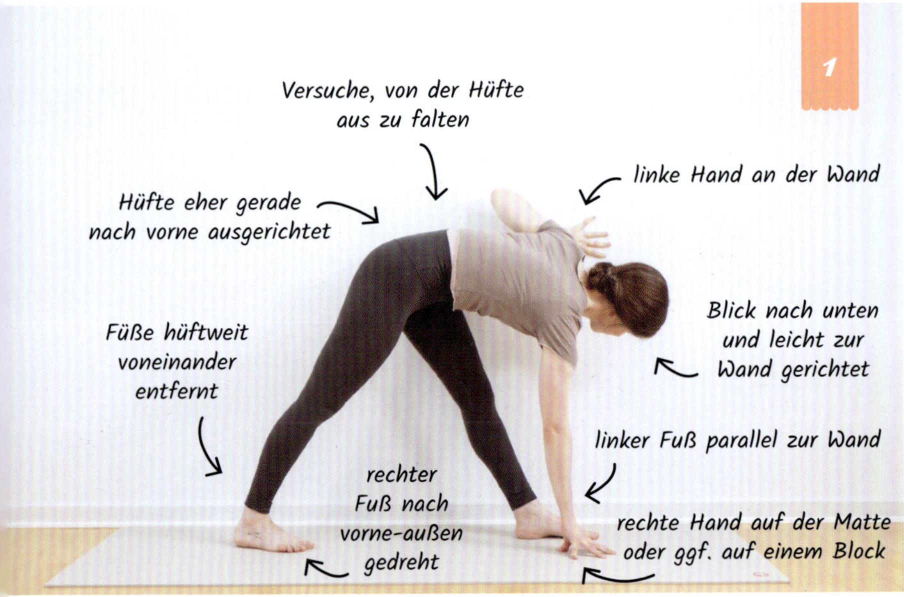
1
Versuche, von der Hüfte aus zu falten
linke Hand an der Wand
Hüfte eher gerade nach vorne ausgerichtet
Blick nach unten und leicht zur Wand gerichtet
Füße hüftweit voneinander entfernt
linker Fuß parallel zur Wand
rechter Fuß nach vorne-außen gedreht
rechte Hand auf der Matte oder ggf. auf einem Block

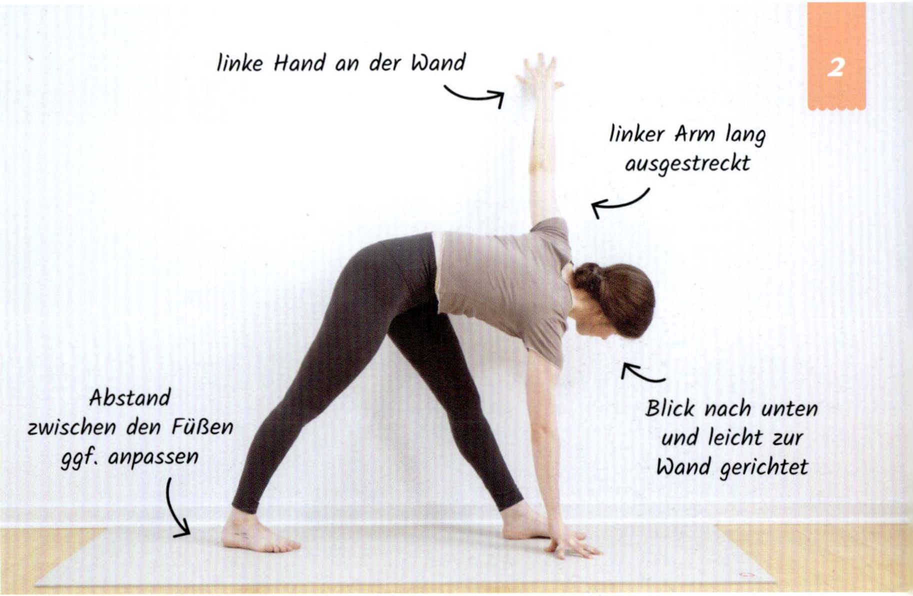
linke Hand an der Wand
2
linker Arm lang ausgestreckt
Abstand zwischen den Füßen ggf. anpassen
Blick nach unten und leicht zur Wand gerichtet

Puppy

1. Komm mit dem Blick zur Wand gerichtet auf die Knie, etwa mit einer Armlänge Abstand zur Wand.
2. Wandere mit den Händen an der Wand nach oben, sodass die Arme gestreckt sind. Lass dabei den Brustkorb vorsichtig Richtung Wand sinken, bis du eine angenehme Dehnung in den Armen und Schultern spürst (Foto 1). Nach Bedarf kannst du den Abstand zwischen den Knien und der Wand verkürzen oder verlängern.
3. Wenn du die Dehnung vertiefen möchtest, kannst du die Ellbogen schulterweit an die Wand legen und beugen, um die Handflächen über dem Kopf zusammen zu bringen (Foto 2). Halte die Dehnung für 3 Atemzüge oder nach Belieben länger.

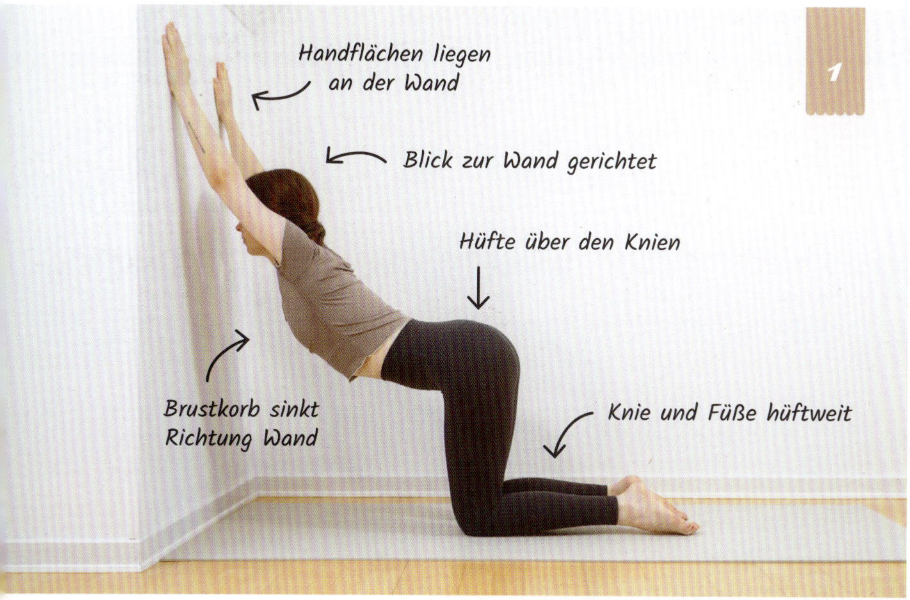
1
Handflächen liegen an der Wand
Blick zur Wand gerichtet
Hüfte über den Knien
Brustkorb sinkt Richtung Wand
Knie und Füße hüftweit

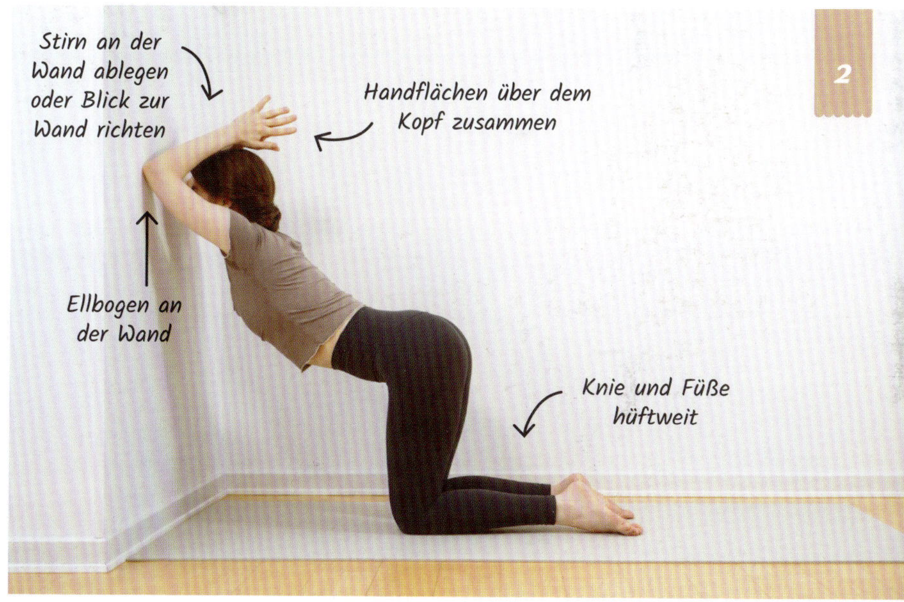
2
Stirn an der Wand ablegen oder Blick zur Wand richten
Handflächen über dem Kopf zusammen
Ellbogen an der Wand
Knie und Füße hüftweit

Workout 3: Zur Stärkung der Arme und Schultern

Goddess mit Fersenheben

1. Stelle dich in die Göttinnen-Haltung mit dem Rücken an die Wand: Füße weit auseinander, Zehenspitzen diagonal nach außen. Beuge die Knie und achte darauf, dass sie in die gleiche Richtung wie die Zehen zeigen, über den Knöcheln. Der Blick ist gerade nach vorne gerichtet.

2. Strecke die Arme seitlich aus. Die Handflächen zeigen nach unten (Foto 1).

3. Hebe nun beide Fersen an und drehe dabei die Handflächen nach oben (Foto 2). Senke beide Fersen ab und drehe die Handflächen wieder nach unten. Wiederhole das Fersenheben 6- bis 10-mal.

TIPP 1: *Verringere den Abstand zwischen den Füßen und halte die Hüfte höher, um die Übung sanfter zu gestalten.*

Weiter geht's auf dem nächsten Blatt.

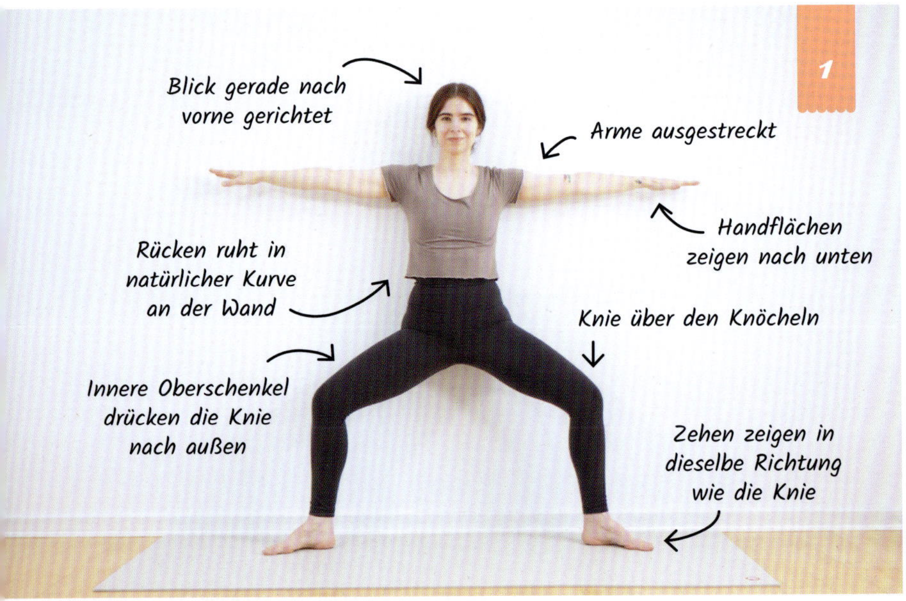
1
Blick gerade nach vorne gerichtet
Arme ausgestreckt
Handflächen zeigen nach unten
Rücken ruht in natürlicher Kurve an der Wand
Knie über den Knöcheln
Innere Oberschenkel drücken die Knie nach außen
Zehen zeigen in dieselbe Richtung wie die Knie

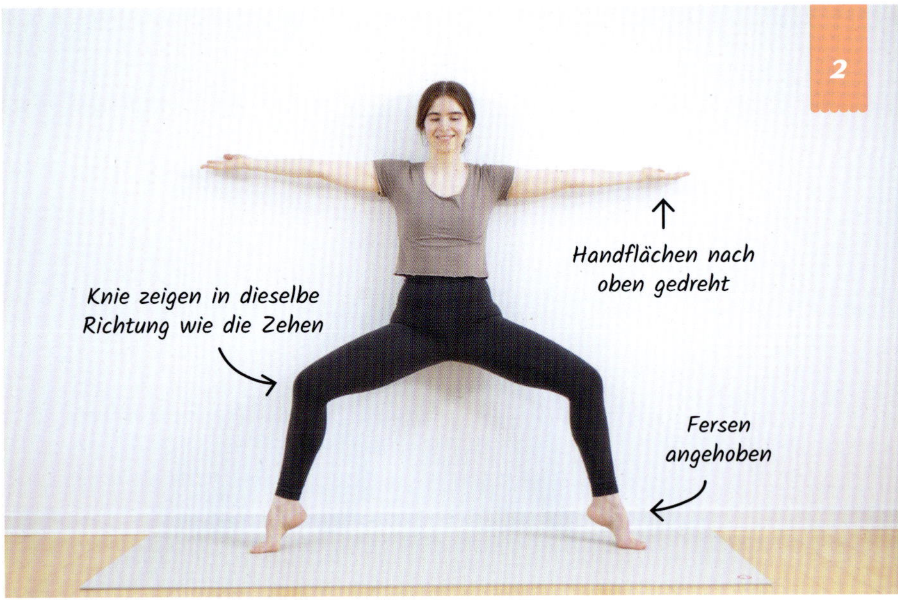
2
Handflächen nach oben gedreht
Knie zeigen in dieselbe Richtung wie die Zehen
Fersen angehoben

TIPP 2: *Du kannst dich auch erstmal auf die Beinbewegung konzentrieren und die Arme später dazunehmen!*

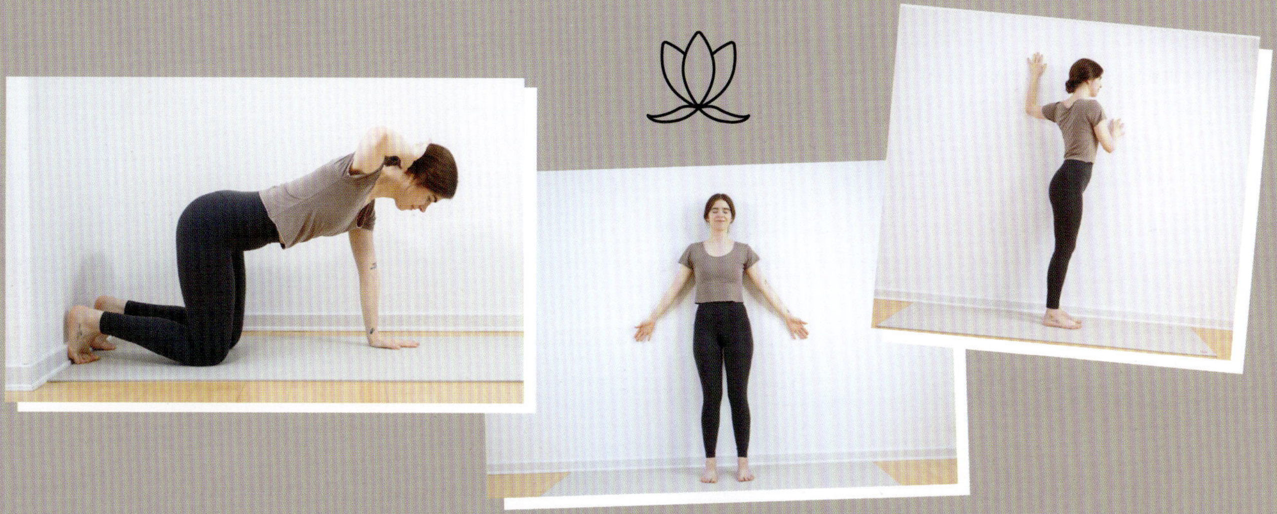

Zur Stärkung des Rückens und Haltungsverbesserung

Wenn du regelmäßig Pilates machst, hast du bestimmt schon gemerkt, wie sich dadurch deine Haltung verbessert. Mit den folgenden Übungen trainieren wir gezielt Muskeln, die uns zu einer geraden, aufrechten Haltung verhelfen.

Goddess mit Seitbeuge

1. Stelle dich in die Göttinnen-Haltung mit dem Rücken an die Wand: Füße weit auseinander, Zehenspitzen diagonal nach außen. Beuge die Knie und achte darauf, dass sie in die gleiche Richtung wie die Zehen zeigen und sich über den Knöcheln befinden. Der Blick ist gerade nach vorne gerichtet.

2. Lege die Hände an den Hinterkopf, die Ellbogen weit (Foto 1).

3. Neige dich mit dem Einatmen nach links und strecke den rechten Arm hoch und rüber zur linken Seite (Foto 2). Kehre mit dem Ausatmen zur Mitte zurück, die rechte Hand wieder zum Kopf. Nutze dabei bewusst die seitlichen Bauchmuskeln! Wechsle die Seite und wiederhole die Seitbeuge 6- bis 8-mal.

Weiter geht's auf dem nächsten Blatt.

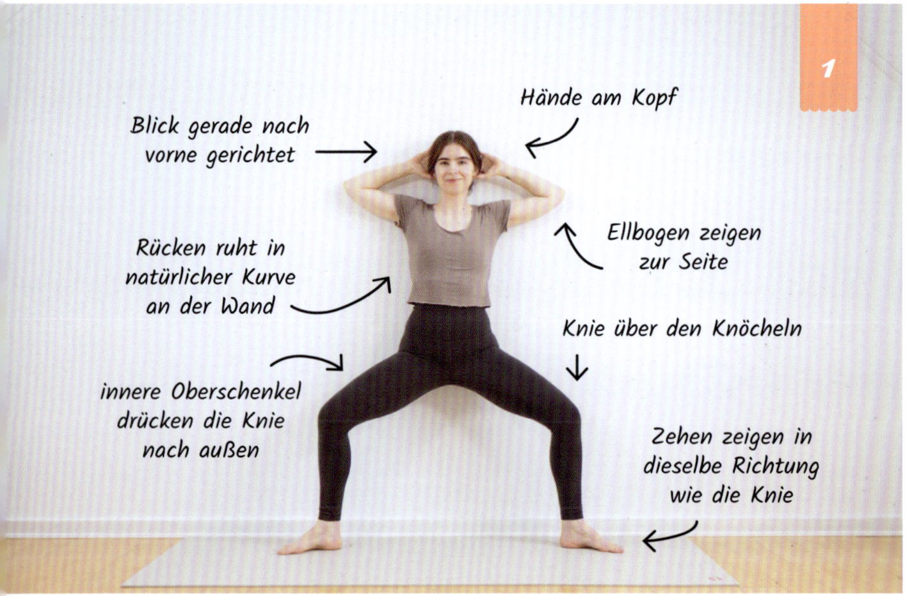
1
Hände am Kopf
Blick gerade nach vorne gerichtet
Ellbogen zeigen zur Seite
Rücken ruht in natürlicher Kurve an der Wand
Knie über den Knöcheln
innere Oberschenkel drücken die Knie nach außen
Zehen zeigen in dieselbe Richtung wie die Knie

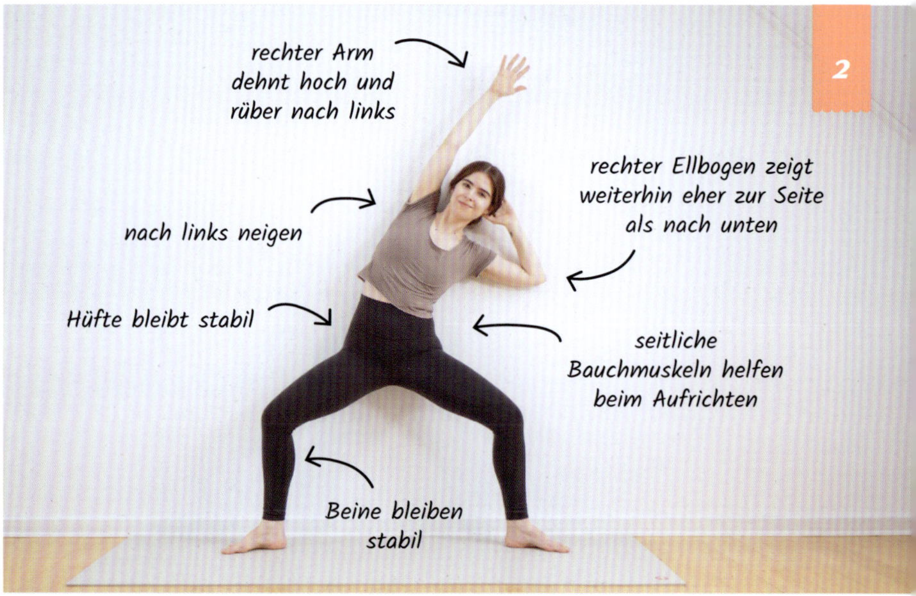
2
rechter Arm dehnt hoch und rüber nach links
rechter Ellbogen zeigt weiterhin eher zur Seite als nach unten
nach links neigen
Hüfte bleibt stabil
seitliche Bauchmuskeln helfen beim Aufrichten
Beine bleiben stabil

TIPP: *Verringere den Abstand zwischen den Füßen und halte die Hüfte höher, um die Übung sanfter zu gestalten.*

Wall Angels

1. Stelle dich mit dem Rücken an die Wand. Die Fersen sind mit etwas Abstand zur Wand platziert und die Knie sind sanft gebeugt. Der Rücken liegt in seiner natürlicher Kurve an der Wand.
2. Lass die Arme zunächst entspannt nach unten hängen, die Handrücken liegen locker an der Wand.
3. Kreise die Arme mit dem Einatmen entlang der Wand nach oben (Foto 1) und senke sie mit dem Ausatmen wieder nach unten ab. Nutze die Wand dabei als Orientierung und lass die Handrücken an der Wand entlang rutschen (Foto 2). Die Arme bleiben dabei ausgestreckt. Wiederhole die Wall Angels 3- bis 5-mal.

Weiter geht's auf dem nächsten Blatt.

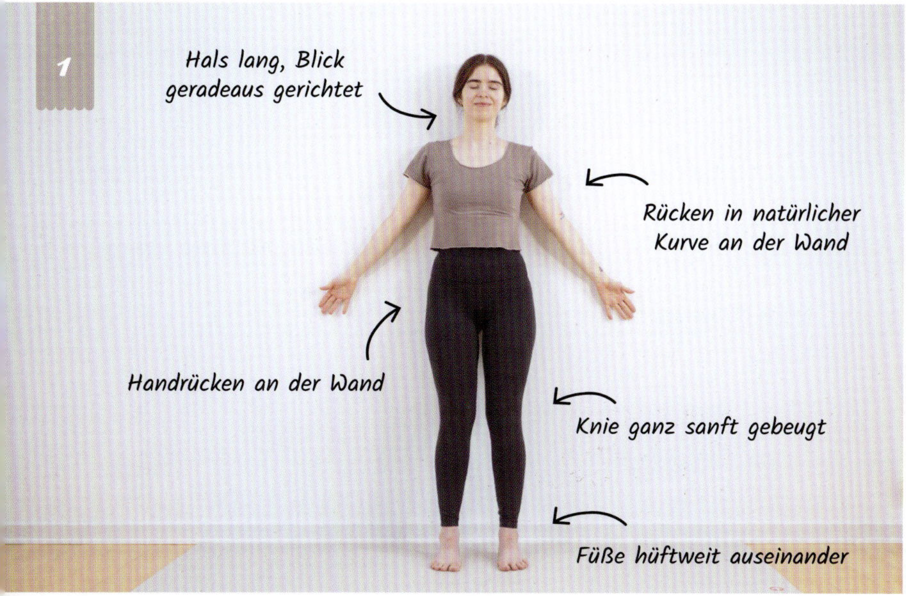

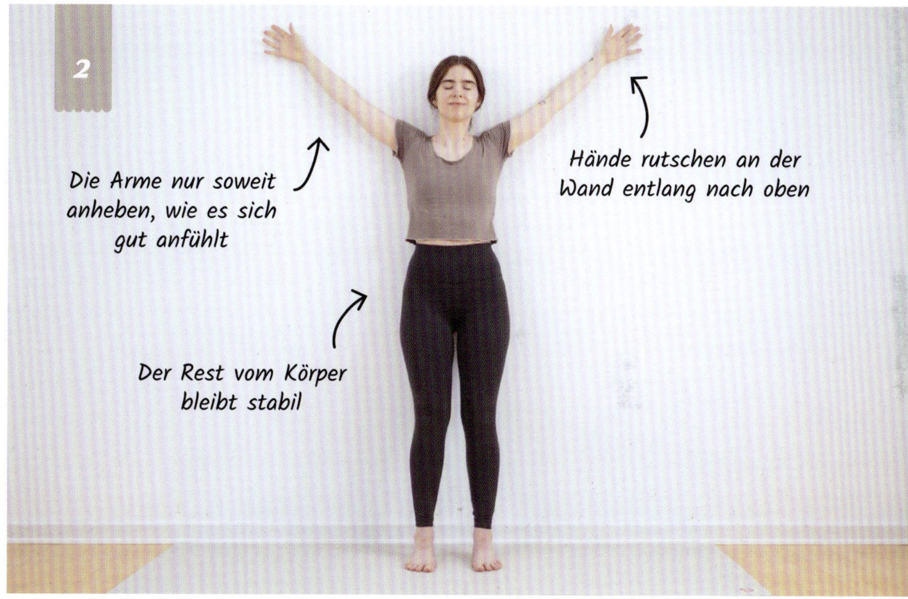
2
Die Arme nur soweit anheben, wie es sich gut anfühlt
Hände rutschen an der Wand entlang nach oben
Der Rest vom Körper bleibt stabil

Double Leg Lift

1. Lege dich ganz auf der linken Seite ab. Der untere Arm ist ausgestreckt. Der Rücken ist in natürlicher Kurve an der Wand.
2. Strecke beide Beine lang aus, die Füße knapp vor der Wand (Foto 1).
3. Hebe dich leicht mit den unteren seitlichen Bauchmuskeln an, sodass die Hüfte gerade nach vorne ausgerichtet ist.
4. Hebe beide Beine mit dem Ausatmen an (Foto 2) und senke sie mit dem Einatmen wieder ab. Wiederhole den Double Leg Lift 6- bis 12-mal.

TIPP: *Wenn du die ersten vier Übungen zunächst auf einer Seite gemacht hast, kannst du hier wieder zur ersten Übung des Workouts zurückkehren und alle Übungen auf der anderen Seite wiederholen!*

Weiter geht's auf dem nächsten Blatt.

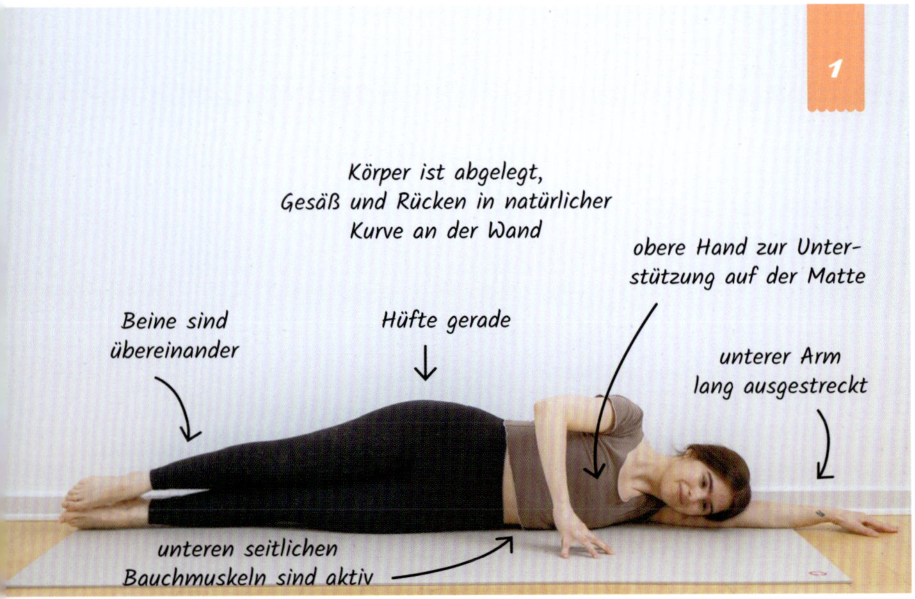
1
Körper ist abgelegt, Gesäß und Rücken in natürlicher Kurve an der Wand
obere Hand zur Unterstützung auf der Matte
Beine sind übereinander
Hüfte gerade
unterer Arm lang ausgestreckt
unteren seitlichen Bauchmuskeln sind aktiv

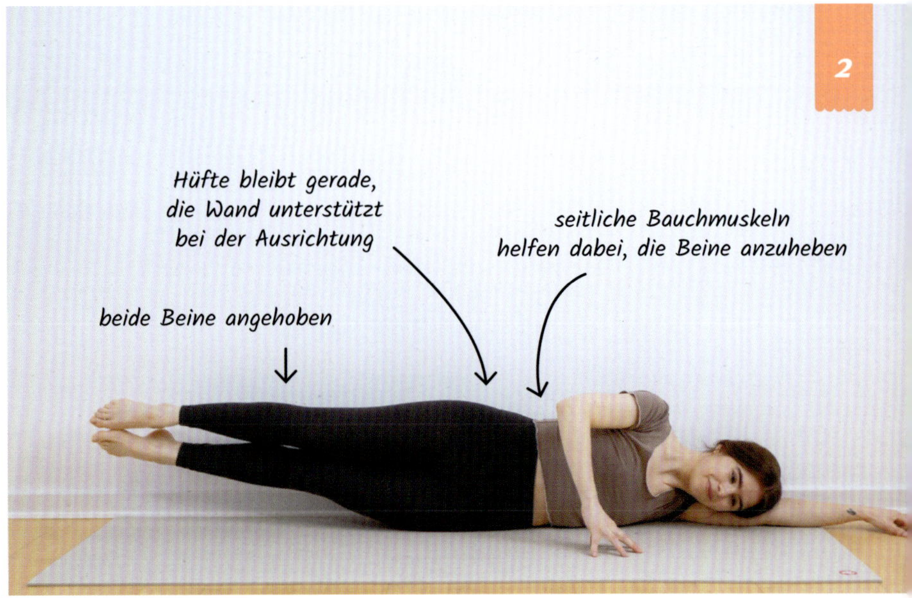
2
Hüfte bleibt gerade, die Wand unterstützt bei der Ausrichtung
seitliche Bauchmuskeln helfen dabei, die Beine anzuheben
beide Beine angehoben

Oblique Crunch

1. Stelle dich mit der linken Seite zur Wand. Der linke Arm ist nach oben oder nach vorne ausgestreckt (je nachdem, was sich besser anfühlt). Der Handrücken liegt an der Wand.

2. Lege die rechte Hand an den Hinterkopf, der Ellbogen zeigt zur rechten Seite (Foto 1).

3. Neige den Oberkörper mit dem Einatmen von der Wand weg und versuche dabei, den rechten Ellbogen weit vom Oberkörper entfernt zu halten – tendenziell zeigt der Ellbogen also eher zur Seite als nach unten (Foto 2). Hebe den Oberkörper beim Ausatmen wieder nach oben an, wobei die Kraft aus den seitlichen Bauchmuskeln kommen sollte. Wiederhole den Oblique Crunch 5- bis 8-mal, dann wechsle die Seite.

Weiter geht's auf dem nächsten Blatt.

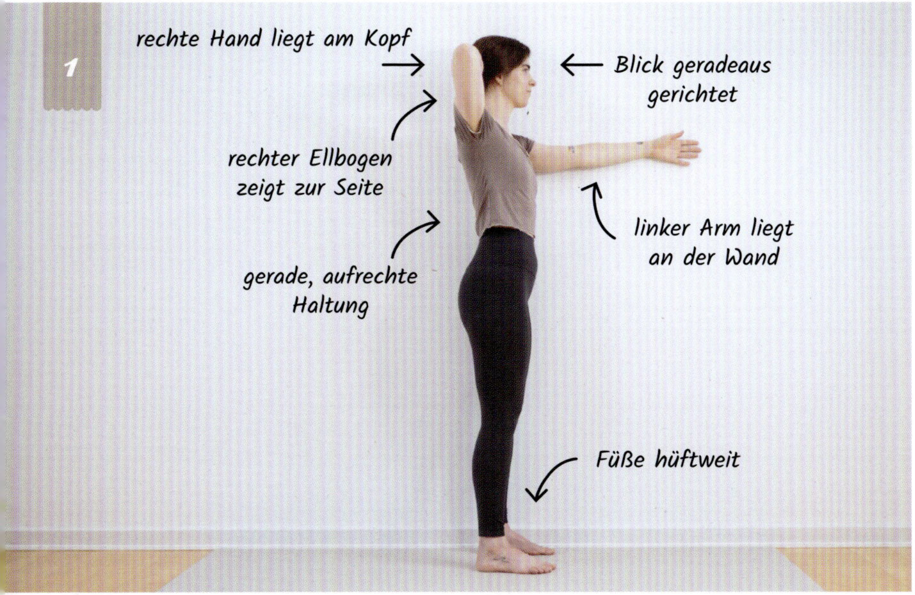
1
rechte Hand liegt am Kopf
Blick geradeaus gerichtet
rechter Ellbogen zeigt zur Seite
linker Arm liegt an der Wand
gerade, aufrechte Haltung
Füße hüftweit

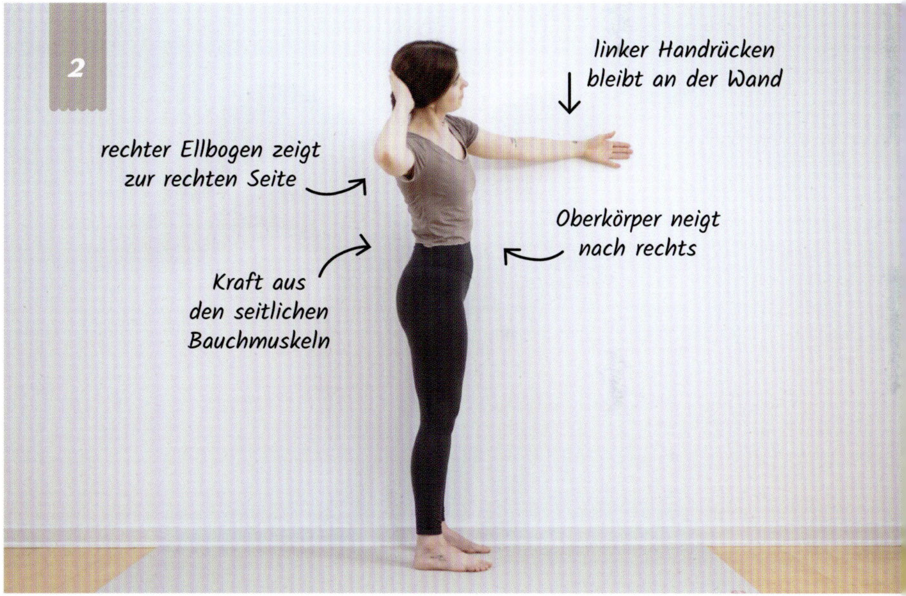
2
linker Handrücken bleibt an der Wand
rechter Ellbogen zeigt zur rechten Seite
Oberkörper neigt nach rechts
Kraft aus den seitlichen Bauchmuskeln

Workout 4: Zur Stärkung des Rückens und Haltungsverbesserung

Finisher 2: Pulsieren

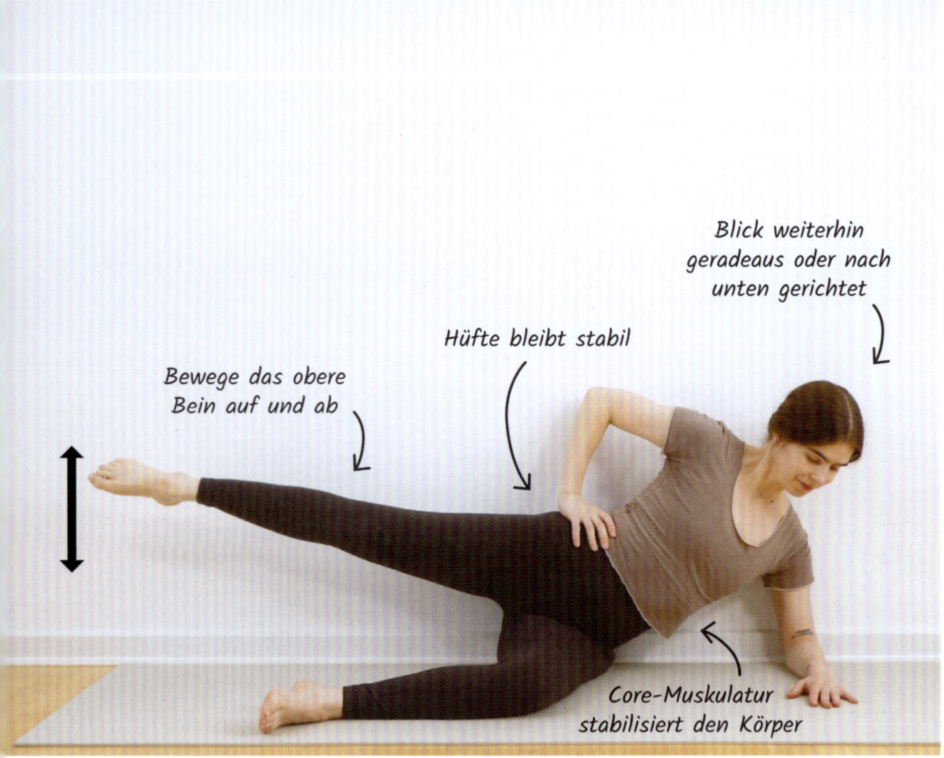

Blick weiterhin geradeaus oder nach unten gerichtet
Hüfte bleibt stabil
Bewege das obere Bein auf und ab
Core-Muskulatur stabilisiert den Körper

1. Gleiche Position wie in der vorherigen Übung: Lege dich auf die linke Seite, der linke Unterarm stützt dich ab. Dein Ellbogen, Rücken und Gesäß liegen in einer natürlichen Kurve an der Wand. Die Beine sind im rechten Winkel nach vorne abgelegt.

2. Aktiviere die unteren Bauchmuskeln und drücke sanft durch den linken Arm, sodass die Hüfte ausgerichtet bleibt und dein Core sowie Oberkörper aktiv sind. Die seitlichen Bauchmuskeln auf der linken Seite (unten) heben und stabilisieren dich.

3. Strecke das rechte Bein entlang der Wand etwa auf Hüfthöhe aus und pulsiere 5- bis 10-mal mit dem rechten Bein nach oben.

Weiter geht's auf dem nächsten Blatt.

Table Top Rotation

1. Komm in den Vierfüßlerstand (Table Top) mit den Fersen an der Wand, die Zehenspitzen stehen auf der Matte. Achte auf eine aktive Haltung, das heißt die Schulterblätter und Schlüsselbeine sind geweitet. Mit den Händen drückst du dich aktiv von der Matte weg. Der Blick ist gerade nach unten auf die Matte gerichtet, der Hals lang. Die Handflächen liegen auf der Matte, die Finger sind gespreizt und greifen die Matte.

2. Lege die rechte Hand an den Hinterkopf, der Ellbogen zeigt zur Seite (Foto 1).

3. Rotiere den rechten Ellbogen mit dem Ausatmen in Richtung des linken Unterarms (Foto 2) und hebe ihn mit dem Einatmen wieder an, sodass der Ellbogen wieder zur Seite zeigt. Wiederhole die Table Top Rotation 4- bis 8-mal, dann wechsle die Seite.

Weiter geht's auf dem nächsten Blatt.

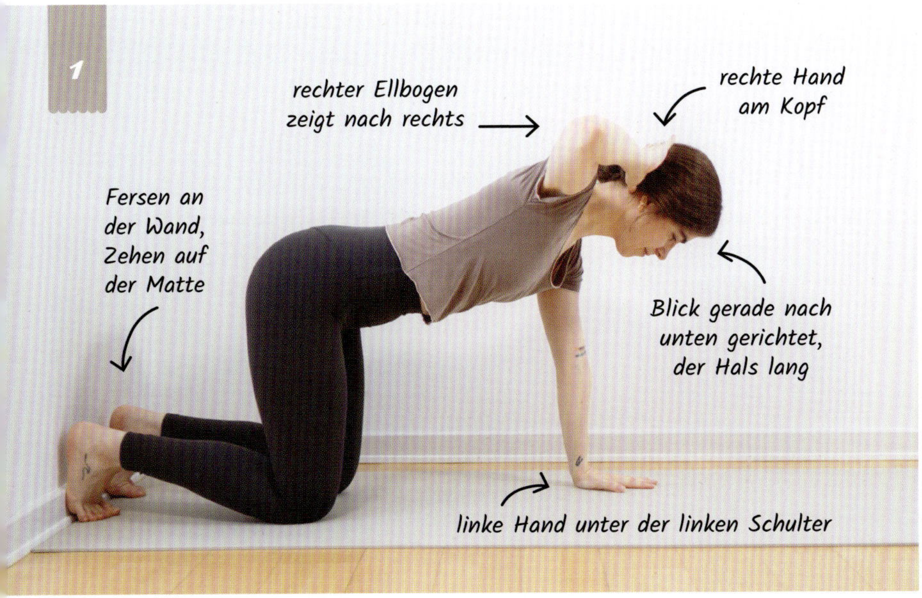
1
rechter Ellbogen zeigt nach rechts
rechte Hand am Kopf
Fersen an der Wand, Zehen auf der Matte
Blick gerade nach unten gerichtet, der Hals lang
linke Hand unter der linken Schulter

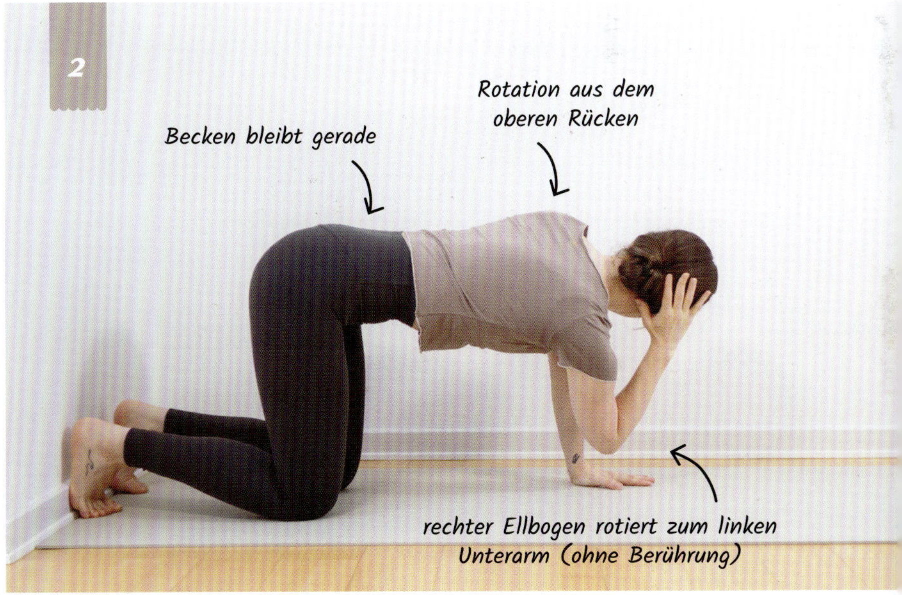
2
Becken bleibt gerade
Rotation aus dem oberen Rücken
rechter Ellbogen rotiert zum linken Unterarm (ohne Berührung)

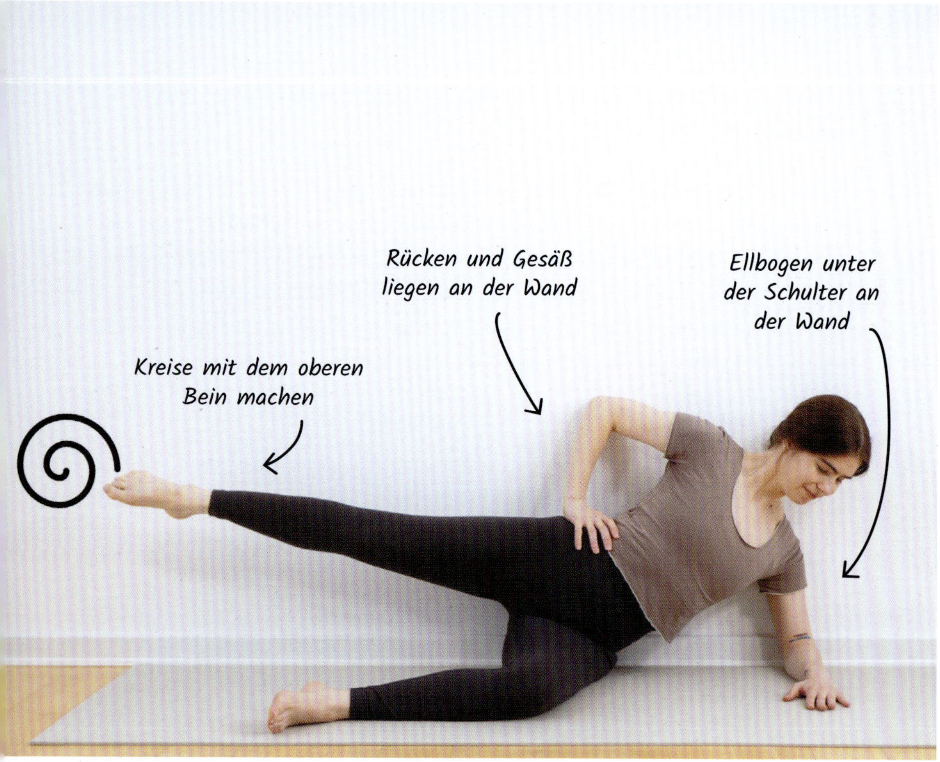
Rücken und Gesäß liegen an der Wand
Ellbogen unter der Schulter an der Wand
Kreise mit dem oberen Bein machen

Finisher 1: Kreisen

1. Gleiche Position wie in der ersten Übung dieses Workouts: Lege dich auf die linke Seite, der linke Unterarm stützt dich ab. Dein Ellbogen, Rücken und Gesäß liegen in einer natürlichen Kurve an der Wand. Die Beine sind im rechten Winkel nach vorne abgelegt.

2. Aktiviere die unteren Bauchmuskeln und drücke sanft durch den linken Arm, sodass die Hüfte ausgerichtet bleibt und dein Core sowie Oberkörper aktiv sind. Die seitlichen Bauchmuskeln auf der linken Seite (unten) heben und stabilisieren dich.

3. Strecke nun das rechte Bein entlang der Wand etwa auf Hüfthöhe aus und kreise das rechte Bein 5- bis 10-mal im Uhrzeigersinn, dann gegen den Uhrzeigersinn. Die Kreise sollen etwa so groß sein wie ein Frühstücksteller.

Weiter geht's auf dem nächsten Blatt.

Table Top Swimming

1. Komm in den Vierfüßlerstand (Table Top) mit den Fersen an der Wand, die Zehenspitzen stehen auf der Matte. Der Körper ist in einer aktiven Haltung, d.h. die Schulterblätter und Schlüsselbeine sind geweitet. Mit den Händen drückst du dich aktiv von der Matte weg. Der Blick ist gerade nach unten auf die Matte gerichtet, der Hals lang. Die Handflächen liegen auf der Matte, die Finger sind gespreizt und greifen die Matte.

2. Strecke den rechten Arm lang nach vorne aus, die Handfläche zeigt nach links.

3. Atme ein, drehe die rechte Handfläche nach rechts (Foto 1) und ziehe den Arm in einer Schwimmbewegung nach hinten (Foto 2). Atme aus, drehe die Handfläche wieder nach außen und ziehe den Arm wieder in der Schwimmbewegung nach vorne. 4–8 Wiederholungen, dann Seite wechseln.

Weiter geht's auf dem nächsten Blatt.

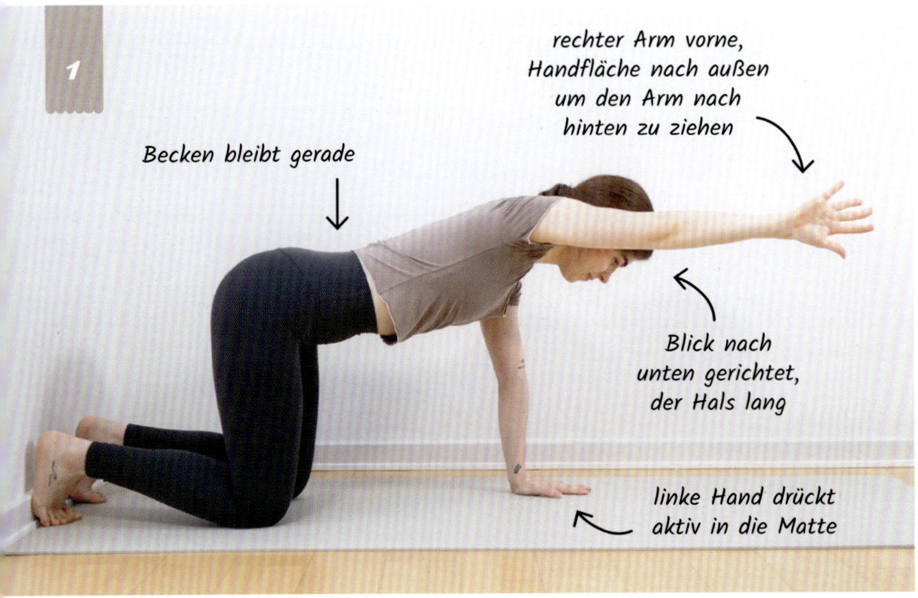
1
rechter Arm vorne, Handfläche nach außen um den Arm nach hinten zu ziehen
Becken bleibt gerade
Blick nach unten gerichtet, der Hals lang
linke Hand drückt aktiv in die Matte

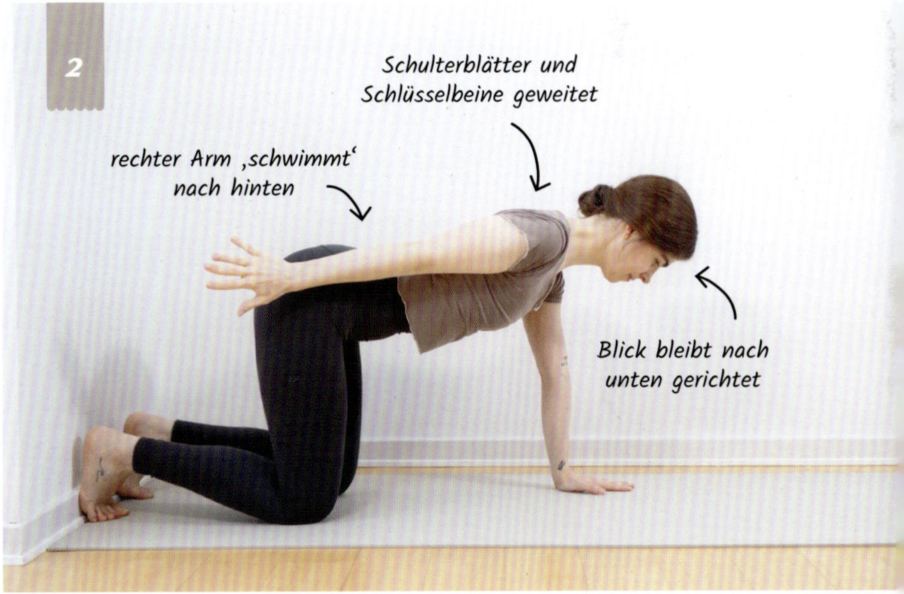
2
Schulterblätter und Schlüsselbeine geweitet
rechter Arm ‚schwimmt' nach hinten
Blick bleibt nach unten gerichtet

Leg Series

1. Lege dich auf die linke Seite, der linke Unterarm stützt dich ab. Dein Ellbogen, Rücken und Gesäß liegen in einer natürlichen Kurve an der Wand. Die Beine sind im rechten Winkel nach vorne abgelegt.
2. Aktiviere die unteren Bauchmuskeln und drücke sanft durch den linken Arm, sodass die Hüfte ausgerichtet bleibt und dein Core sowie Oberkörper aktiv sind. Die seitlichen Bauchmuskeln auf der linken Seite (unten) heben und stabilisieren dich.
3. Strecke nun das rechte Bein entlang der Wand etwa auf Hüfthöhe aus (Foto 1). Ziehe das Bein beim Einatmen mit gestreckten Zehenspitzen nach vorne (Foto 2). Winkle den Fuß an und ziehe das Bein mit dem Ausatmen wieder zurück. Wiederhole diese Leg-Series-Übung 8- bis 12-mal.

Weiter geht's auf dem nächsten Blatt.

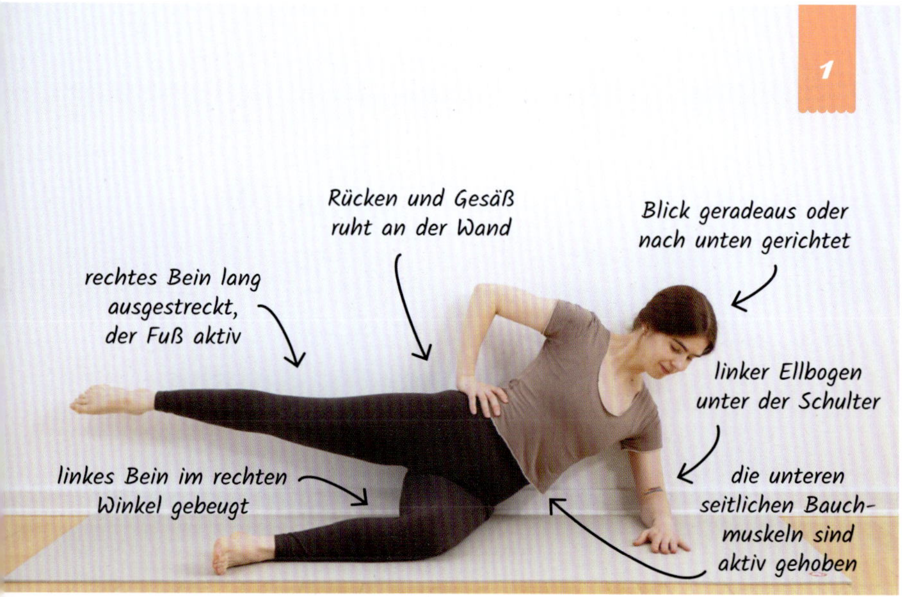
1
Rücken und Gesäß ruht an der Wand
Blick geradeaus oder nach unten gerichtet
rechtes Bein lang ausgestreckt, der Fuß aktiv
linker Ellbogen unter der Schulter
linkes Bein im rechten Winkel gebeugt
die unteren seitlichen Bauchmuskeln sind aktiv gehoben

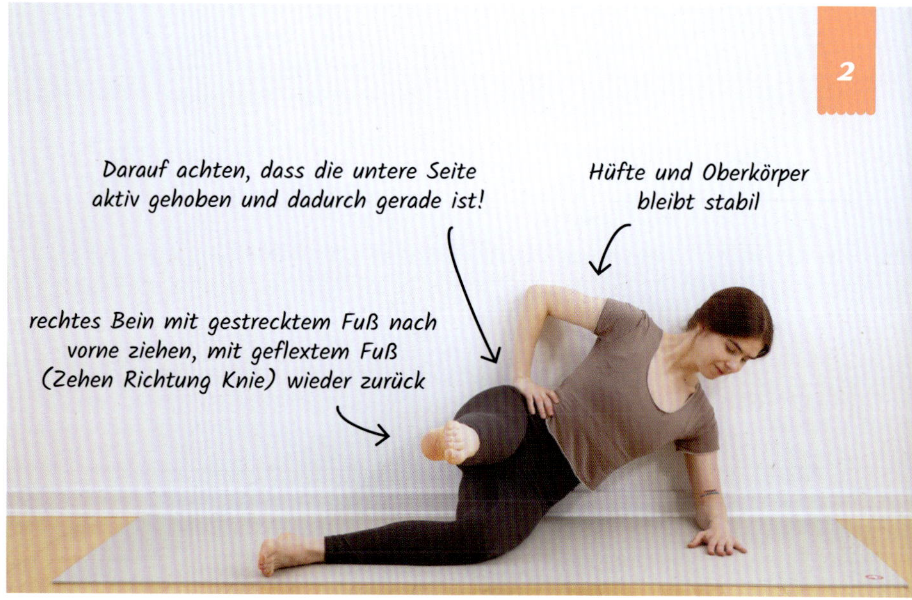
2
Darauf achten, dass die untere Seite aktiv gehoben und dadurch gerade ist!
Hüfte und Oberkörper bleibt stabil
rechtes Bein mit gestrecktem Fuß nach vorne ziehen, mit geflextem Fuß (Zehen Richtung Knie) wieder zurück

Workout 9: Beine & Bauch

TIPP: *Du kannst die ersten vier Übungen dieses Workouts zunächst auf einer Seite durchführen.*

Hovering Table Top

1. Komm in den Vierfüßlerstand (Table Top) mit den Fersen an der Wand, die Zehenspitzen stehen auf der Matte. Der Körper ist in einer aktiven Haltung, d.h. die Schulterblätter und Schlüsselbeine sind geweitet. Mit den Händen drückst du dich aktiv von der Matte weg. Der Blick ist gerade nach unten auf die Matte gerichtet, der Hals lang. Die Handflächen liegen auf der Matte, die Finger sind gespreizt und greifen die Matte (Foto 1).

2. Hebe beide Knie mit dem Ausatmen an, sodass sie knapp über der Matte schweben (Foto 2). Dabei ist die Core-Muskulatur aktiv! Senke die Knie mit dem Einatmen wieder ab. Wiederhole den Hovering Table Top 4- bis 6-mal.

Weiter geht's auf dem nächsten Blatt.

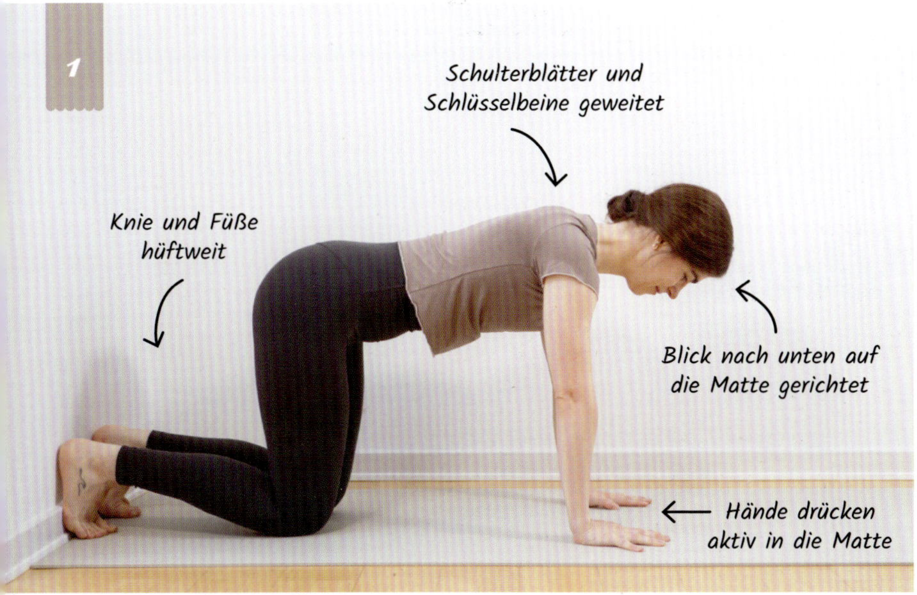
1
Schulterblätter und Schlüsselbeine geweitet
Knie und Füße hüftweit
Blick nach unten auf die Matte gerichtet
Hände drücken aktiv in die Matte

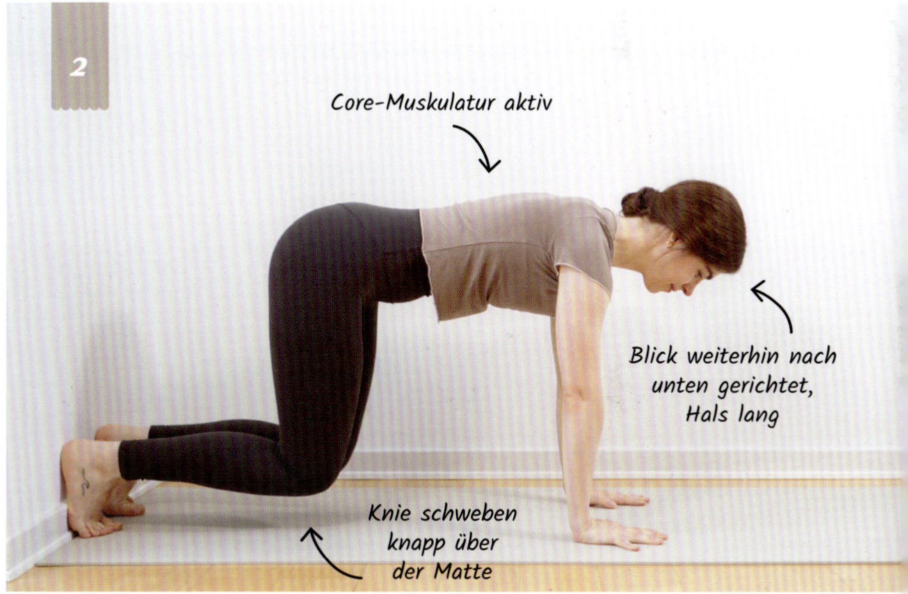
2
Core-Muskulatur aktiv
Blick weiterhin nach unten gerichtet, Hals lang
Knie schweben knapp über der Matte

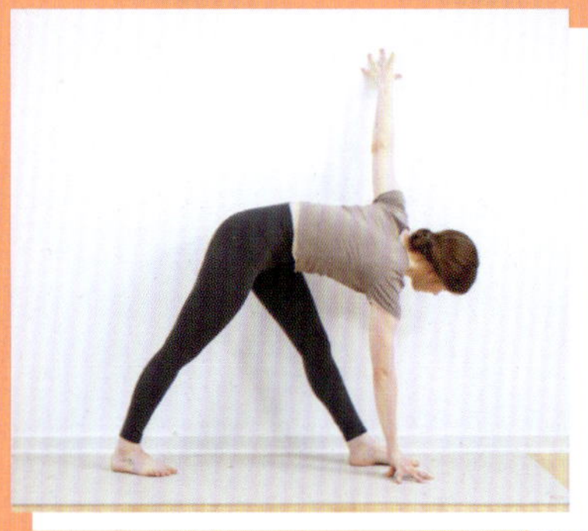
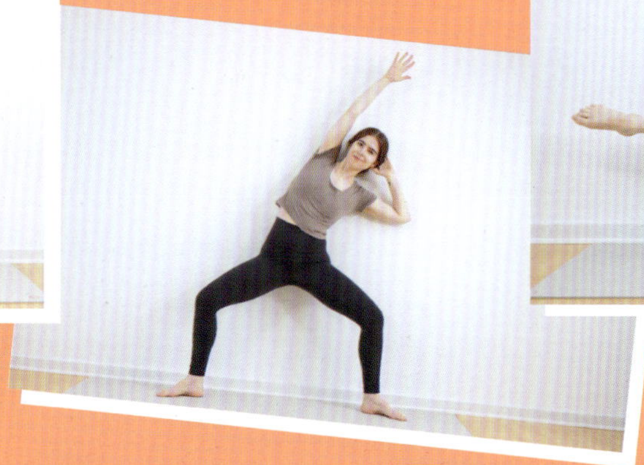
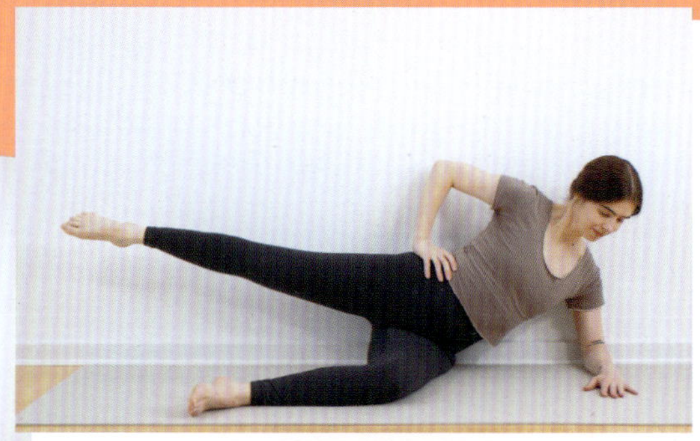

Beine & Bauch

Für dieses Workout liegt die Matte seitlich an der Wand (du brauchst also etwas mehr Platz). Die Übungen sprechen vor allem die äußeren und inneren Oberschenkel an. Da du in diesem Workout viel auf der Seite liegst, kann es angenehm sein, die Hüfte mit einer gefalteten Decke oder einem gefalteten Handtuch zu polstern. Du kannst das Umblättern als kleine Pause zwischen den Übungen ausnutzen. Wenn du Ankle Weights (0,5 bis 1 kg) zur Hand hast, kannst du diese sehr gut für die ersten vier Übungen verwenden!

Chest Lift

1. Lege dich auf den Bauch. Die Beine sind ausgestreckt, die Zehenspitzen berühren knapp die Wand. Um es dir bequemer zu machen, kannst du deine Hüfte mit einer gefalteten Decke oder einem gefalteten Handtuch polstern.
2. Lege die Hände übereinander unter die Stirn mit den Handflächen nach unten gerichtet, und lege die Stirn auf den Händen ab (Foto 1).
3. Hebe den Oberkörper mit dem Einatmen an (Foto 2) und senke mit dem Ausatmen ab. Wiederhole den Chest Lift 4- bis 8-mal.

TIPP: *Um es anstrengender zu machen: Hebe den Oberkörper mit dem Einatmen an und ziehe die Ellbogen mit dem Ausatmen zurück neben die Rippen. Bringe die Hände mit dem Einatmen wieder unter die Stirn und lege dich mit dem Ausatmen ab.*

Weiter geht's auf dem nächsten Blatt.

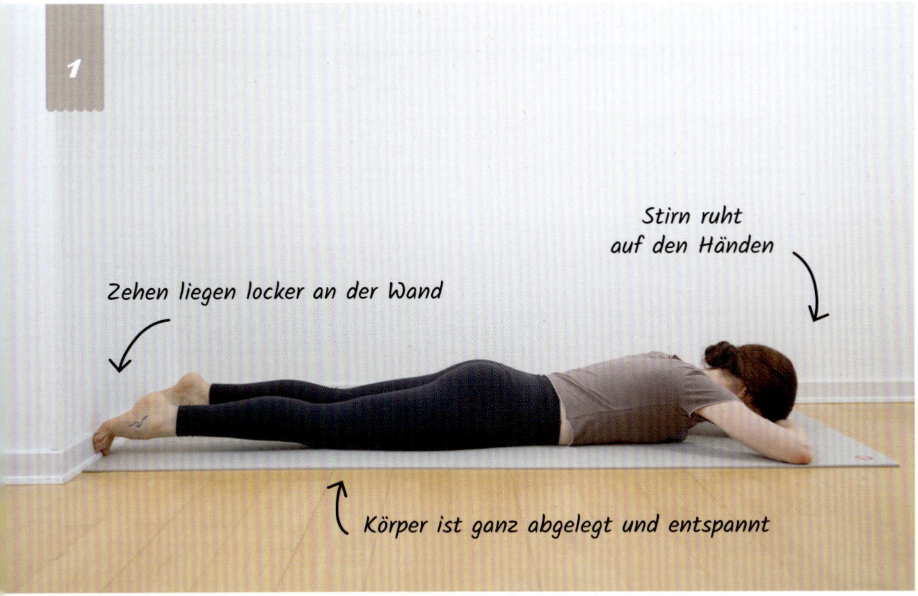
1
Stirn ruht auf den Händen
Zehen liegen locker an der Wand
Körper ist ganz abgelegt und entspannt

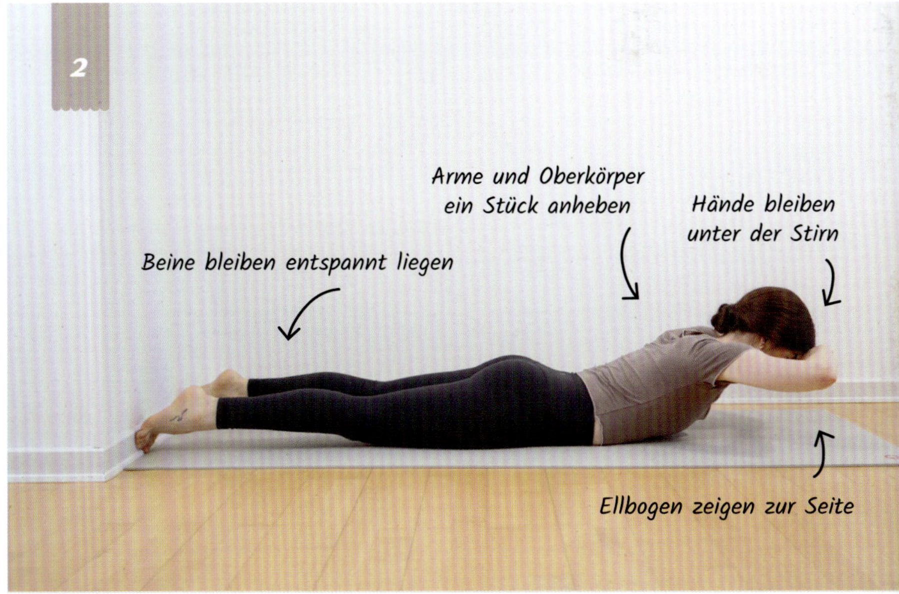
2
Arme und Oberkörper ein Stück anheben
Hände bleiben unter der Stirn
Beine bleiben entspannt liegen
Ellbogen zeigen zur Seite

Workout 4: Zur Stärkung des Rückens und Haltungsverbesserung

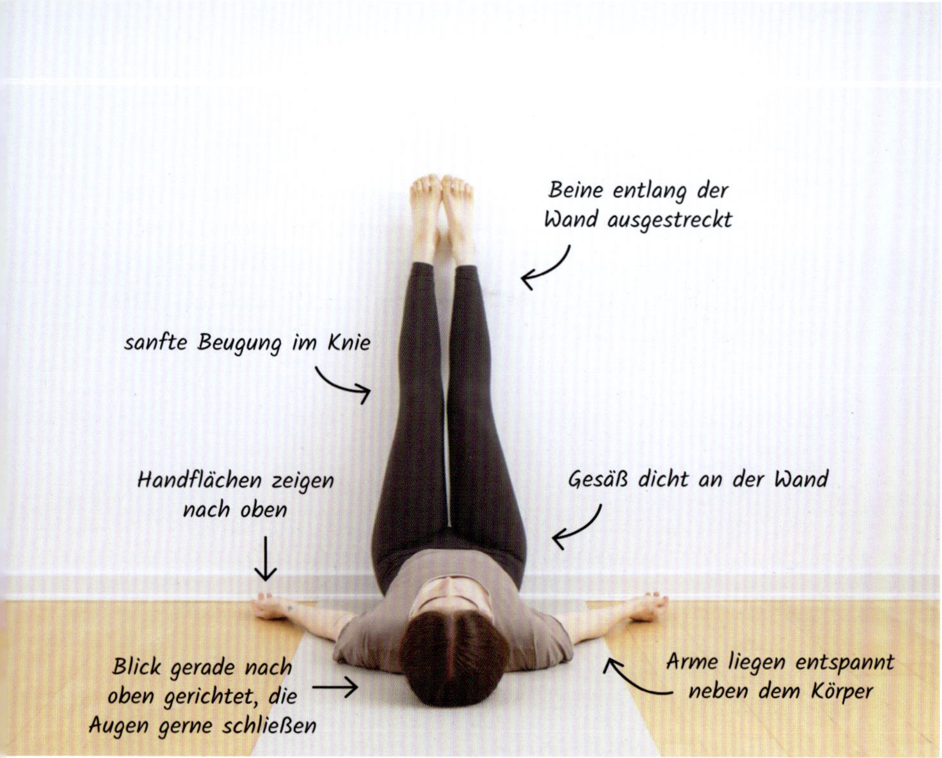

Legs up the Wall

1. Lege dich mit dem Gesäß dicht an die Wand auf den Rücken, die Beine gestreckt nach oben an der Wand entlang. Der Rest deines Körpers ist entspannt. Um den unteren Rücken zu entlasten, kannst du ein kleines Kissen oder eine gerollte Decke unter dein Becken legen.
2. Halte eine leichte Beugung in den Knien, damit die Haltung bequem bleibt und du dich vollständig entspannen kannst. Schließe die Augen und bleibe mindestens 10 Atemzüge hier.

TIPP: Wenn es angenehmer ist, kannst du die Knie mehr beugen oder etwas weiter von der Wand wegrücken. Mach es dir so gemütlich wie möglich, um die volle Entspannung zu genießen.

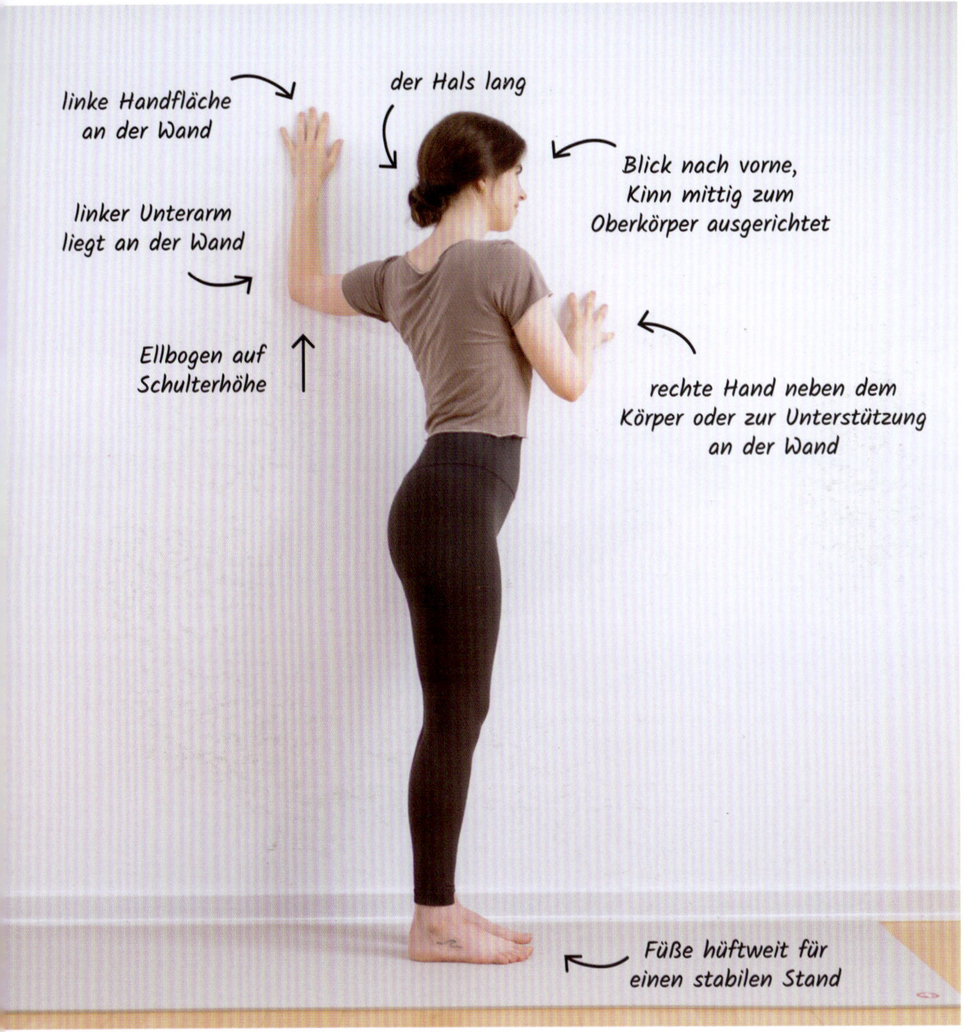
linke Handfläche
an der Wand
der Hals lang
Blick nach vorne,
Kinn mittig zum
Oberkörper ausgerichtet
linker Unterarm
liegt an der Wand
Ellbogen auf
Schulterhöhe
rechte Hand neben dem
Körper oder zur Unterstützung
an der Wand
Füße hüftweit für
einen stabilen Stand

Schulterstretch

1. Stelle oder knie dich mit deiner linken Seite nah an die Wand mit dem Blick zur Wand gerichtet.
2. Strecke den linken Arm auf Schulterhöhe nach links aus und beuge den Ellbogen im rechten Winkel, in die so genannte Kaktus-Haltung. Der Ellbogen ist etwa auf Höhe der Schulter. Die Schultern sind dabei entspannt und der Hals ist lang.
3. Drehe dich vorsichtig zur linken Seite, bis du eine angenehme Dehnung in der rechten Schulter, der Brust und dem Arm spürst.
4. Halte die Dehnung für mindestens 3 Atemzüge oder solange es sich für dich gut anfühlt. Wiederhole den Schulterstretch dann auf der anderen Seite.

Delfin

1. Komm in die Unterarmplanke, die Fersen an der Wand, die Ellbogen unter den Schultern. Halte die Unterarme parallel oder bring die Hände zusammen, je nach Vorliebe. Drücke die Matte aktiv mit den Unterarmen weg, der Körper bleibt gerade, Schulterblätter und Schlüsselbeine sind weit. Der Blick ist zwischen die Arme gerichtet (Foto 1).

2. Um die Übung zu intensivieren, hebe die Knie an. Fühlst du dich stark, wandere mit den Füßen die Wand hoch (Foto 2). Verkürze ggf. den Abstand zur Wand. Halte für 3 bis 8 Atemzüge.

Weiter geht's auf dem nächsten Blatt.

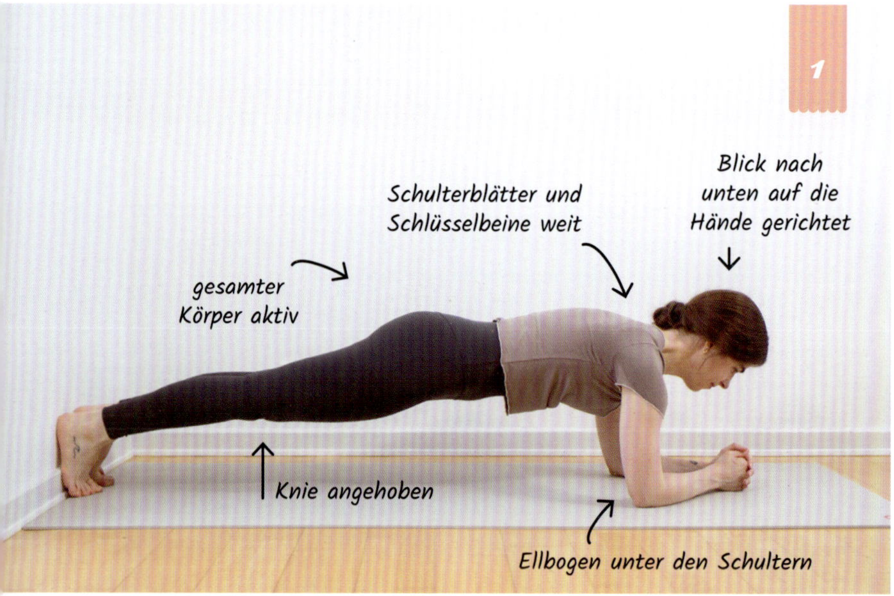
1
Blick nach unten auf die Hände gerichtet
Schulterblätter und Schlüsselbeine weit
gesamter Körper aktiv
Knie angehoben
Ellbogen unter den Schultern

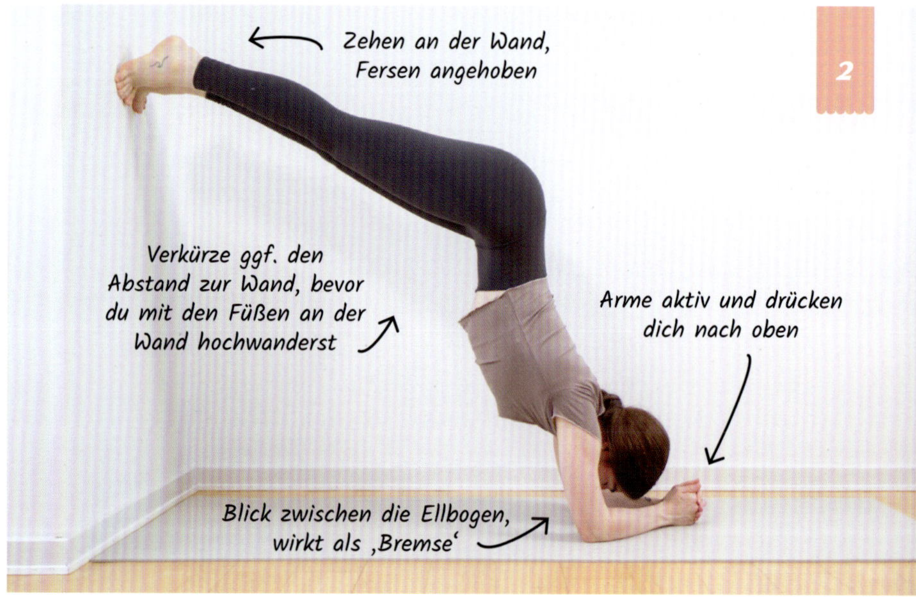
2
Zehen an der Wand, Fersen angehoben
Verkürze ggf. den Abstand zur Wand, bevor du mit den Füßen an der Wand hochwanderst
Arme aktiv und drücken dich nach oben
Blick zwischen die Ellbogen, wirkt als ‚Bremse'

TIPP: *Die letzte Variante ist anspruchsvoll. Achte auf deinen Körper und lass dich anfangs unterstützen.*

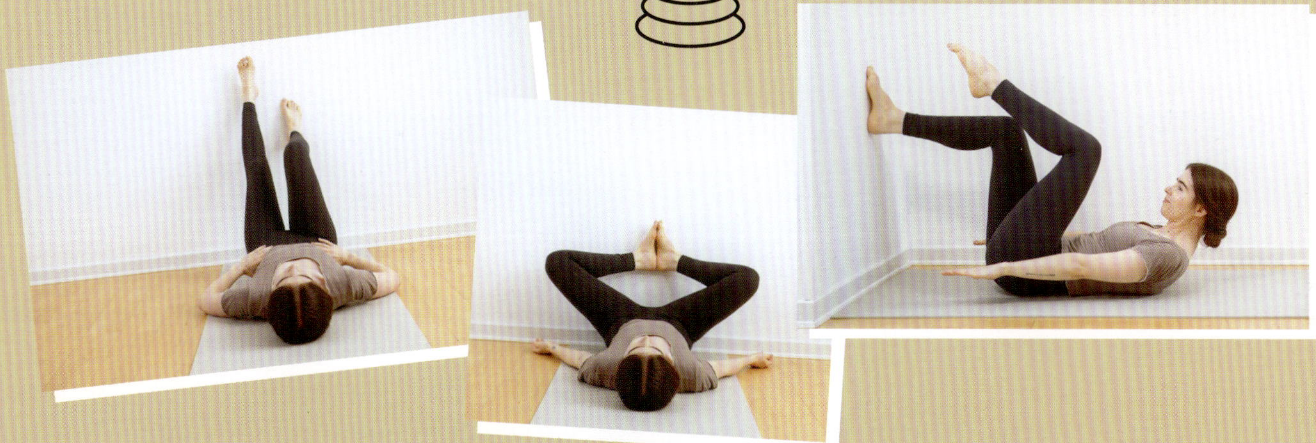

Liegend-Übungen (sanft zu Händen & Handgelenken)

Falls deine Hände und Handgelenke mal eine kleine Pause brauchen, ist dieses Workout ideal, um trotzdem Bauch, Beine und Gesäß zu trainieren. Alle Übungen sind bequem im Liegen machbar – aber dadurch nicht weniger anstrengend.

Kindeshaltung zum Liegestütz

1. Starte in der Kindeshaltung, die Fersen an der Wand, das Gesäß auf den Fersen, der Oberkörper und die Arme weit nach vorne gestreckt (Foto 1).
2. Schiebe dich nach vorne in die unterstützte Planke, die Knie bleiben dabei auf der Matte.
3. Beuge die Arme für einen Liegestütz, die Ellbogen am Körper, der Oberkörper gerade (Foto 2). Drücke dich wieder hoch zur Planke und sinke zurück in die Kindeshaltung. Wiederhole die Kindeshaltung-zum-Liegestütz-Übung 4- bis 8-mal
4. Bleibe zum Abschluss der Übung noch 5 Atemzüge in der Kindeshaltung, um Kraft für die letzte anspruchsvolle Übung dieses Workouts zu sammeln.

Weiter geht's auf dem nächsten Blatt.

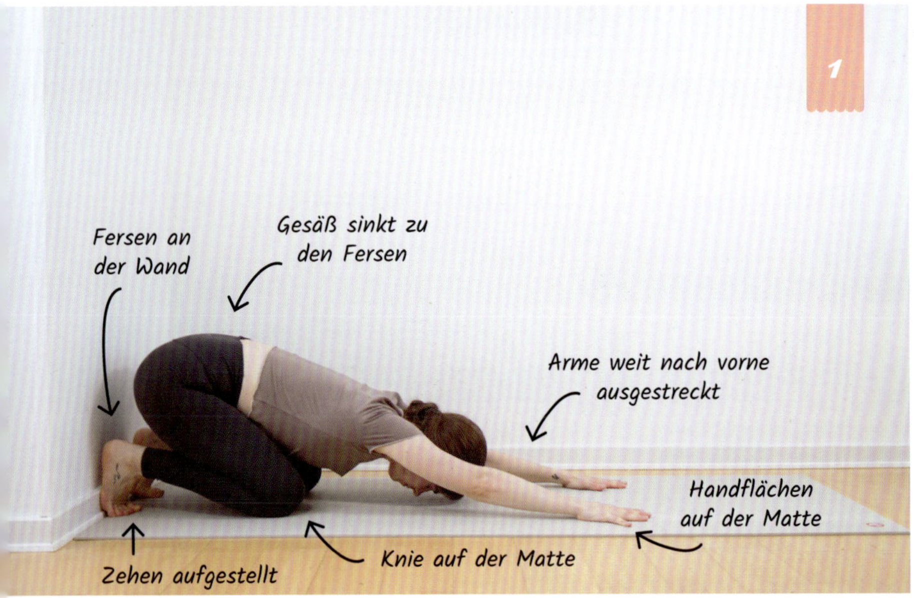
1
Fersen an der Wand
Gesäß sinkt zu den Fersen
Arme weit nach vorne ausgestreckt
Handflächen auf der Matte
Zehen aufgestellt
Knie auf der Matte

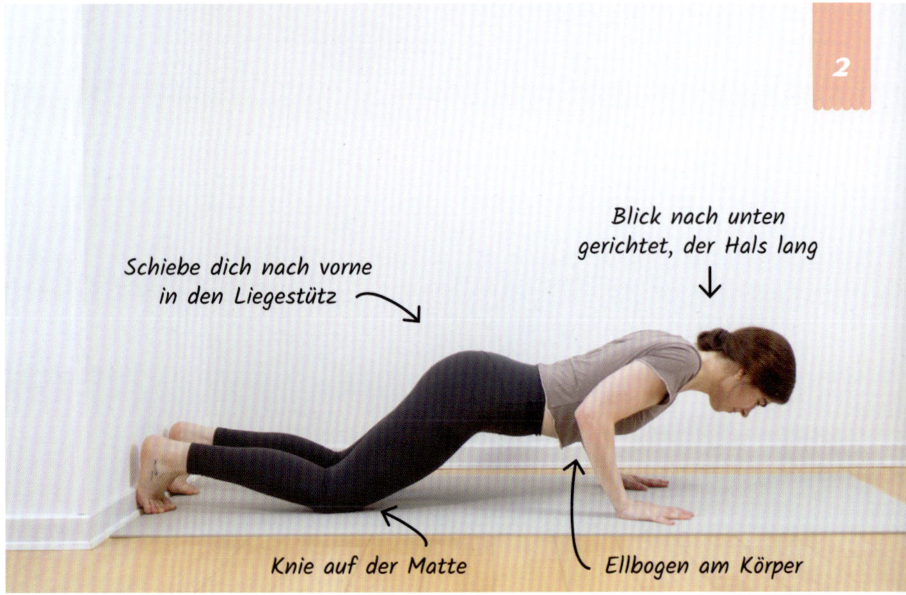
2
Blick nach unten gerichtet, der Hals lang
Schiebe dich nach vorne in den Liegestütz
Knie auf der Matte
Ellbogen am Körper

TIPP: *Für eine intensivere Variante halte die Knie oben: Kindeshaltung, Planke, Liegestütz, Planke und zurück.*

Hundreds

1. Lege dich auf den Rücken, die Füße sind an der Wand, die Knie über der Hüfte. Deine Knie sind im 90-Grad-Winkel gebeugt und hüftweit voneinander entfernt.

2. Hebe den Kopf und die Schultern an und strecke die Arme nach vorne aus. Der Nacken bleibt lang und entspannt, der Blick ist auf die Knie gerichtet. Halte die Core-Muskulatur aktiv (Foto 1).

3. Bewege die ausgestreckten Arme in kleinen, aber kraftvollen Bewegungen auf und ab. Die Atmung dabei ist: Einatmen für 5 Bewegungen und Ausatmen für 5 Bewegungen. Füße stabil (Foto 2).

4. Wie der Name der Übung schon vermuten lässt, macht man traditionell 100 Bewegungen, also 10 Wiederholungen von Ein- und Ausatmen. Du kannst aber auch weniger machen.

Weiter geht's auf dem nächsten Blatt.

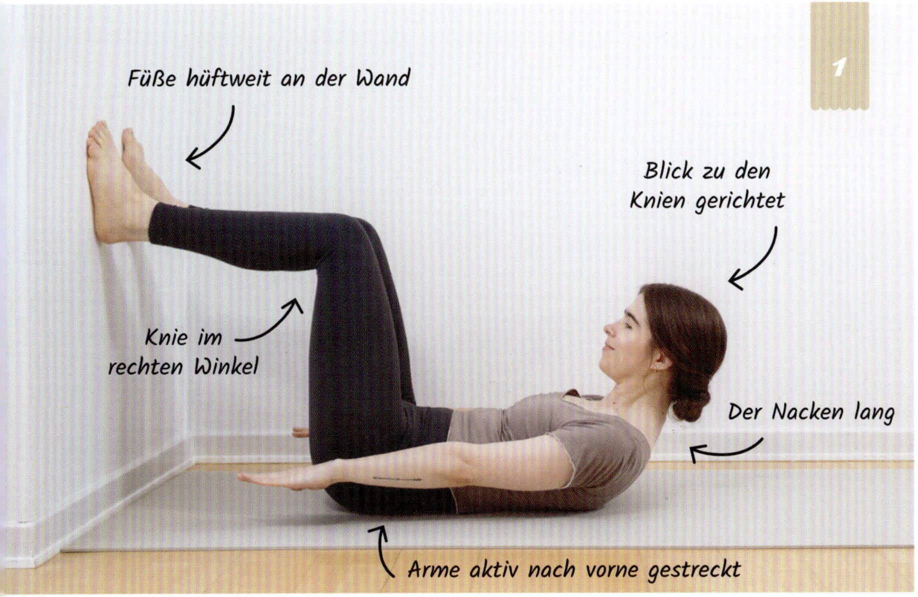

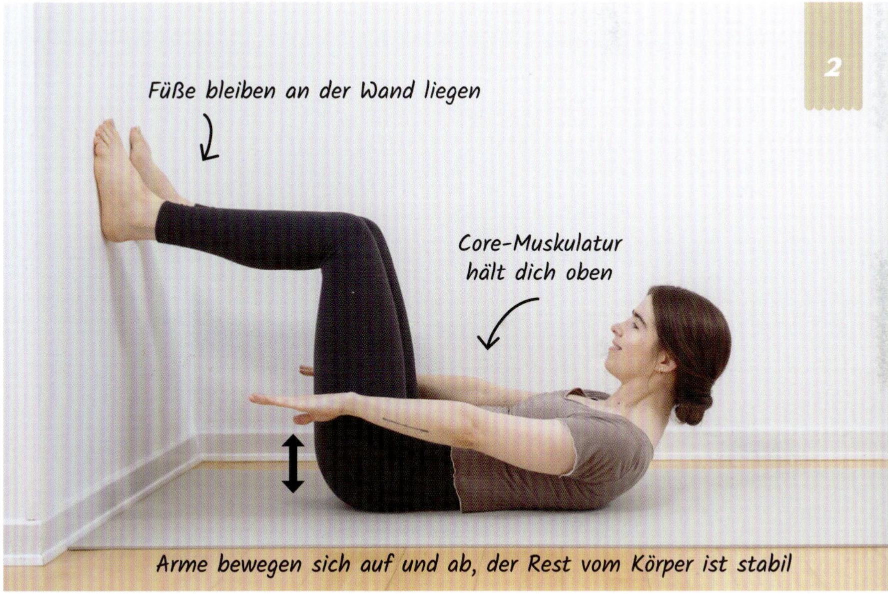

Workout 5: Liegend-Übungen (sanft zu Händen & Handgelenken)

Unterarmplanke

1. Komm in die Unterarmplanke (zum Ausrichten zunächst auf den Knien), die Fersen an der Wand. Beide Unterarme liegen auf der Matte, die Ellbogen sind direkt unter den Schultern positioniert. Du kannst die Unterarme parallel halten oder die Hände zusammenführen, je nachdem, was sich für dich besser anfühlt.

2. Hebe nun die Knie an und platziere den linken Fuß etwa auf Hüfthöhe an der Wand (Foto 1). Schiebe dich nach vorne, indem du auf die Zehenspitzen kommst (Foto 2), und dann wieder zurück. Achte darauf, dass dein Körper eine gerade Linie bildet. Wiederhole diese Bewegungsabfolge in der Unterarmplanke 4-bis 8-mal, dann wechsle das obere und untere Bein ab.

Weiter geht's auf dem nächsten Blatt.

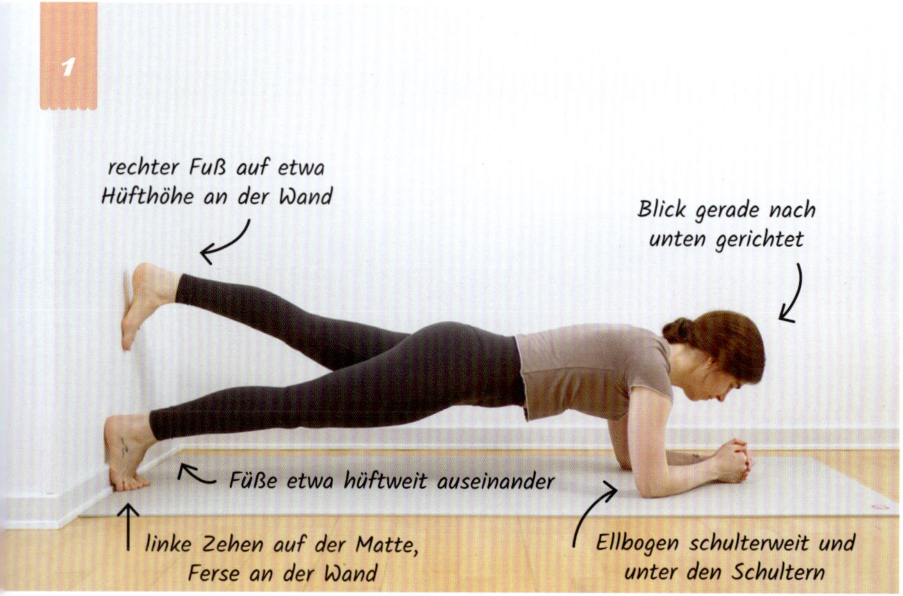
1
rechter Fuß auf etwa Hüfthöhe an der Wand
Blick gerade nach unten gerichtet
Füße etwa hüftweit auseinander
linke Zehen auf der Matte, Ferse an der Wand
Ellbogen schulterweit und unter den Schultern

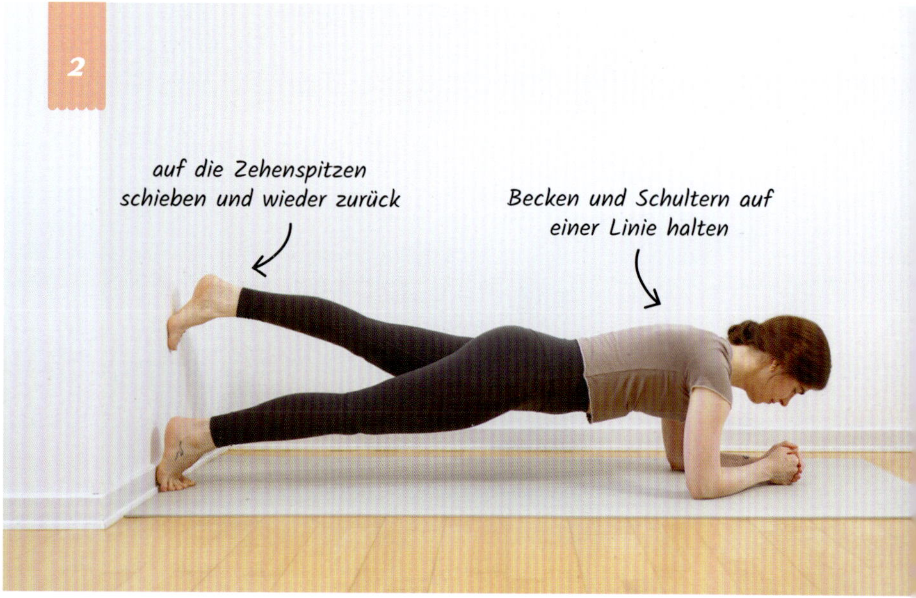
2
auf die Zehenspitzen schieben und wieder zurück
Becken und Schultern auf einer Linie halten

Workout 8: Challenge

TIPP: *Für eine sanftere Variante kannst du das untere Knie auf der Matte ablegen.*

Crunch Variation

1. Lege dich auf den Rücken und platziere die Füße hüftweit voneinander entfernt an der Wand. Die Knie sind dabei in etwa über der Hüfte. Dehne die Arme über den Kopf und atme ein (Foto 1).
2. Hebe den Kopf und oberen Rücken mit dem Ausatmen zum Crunch an und kreise dabei mit den Armen nach oben und nach vorne. Der Blick ist zwischen die Knie gerichtet, das linke Knie zieht gleichzeitig zum Oberkörper (Foto 2). Löse mit dem Einatmen und lege den Oberkörper ab. Wiederhole diese Übung mit dem anderen Knie.
3. Hebe dich mit dem Ausatmen zum Crunch an, ziehe nun beide Knie zum Oberkörper und löse die Spannung beim Einatmen wieder auf. Wiederhole diese 3-teilige Crunch Variation 5- bis 10-mal.

Weiter geht's auf dem nächsten Blatt.

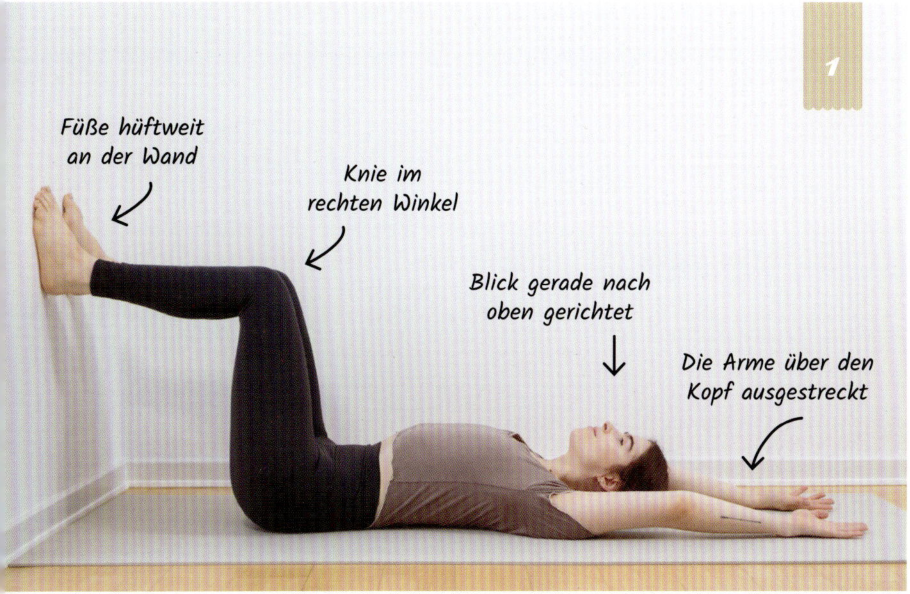

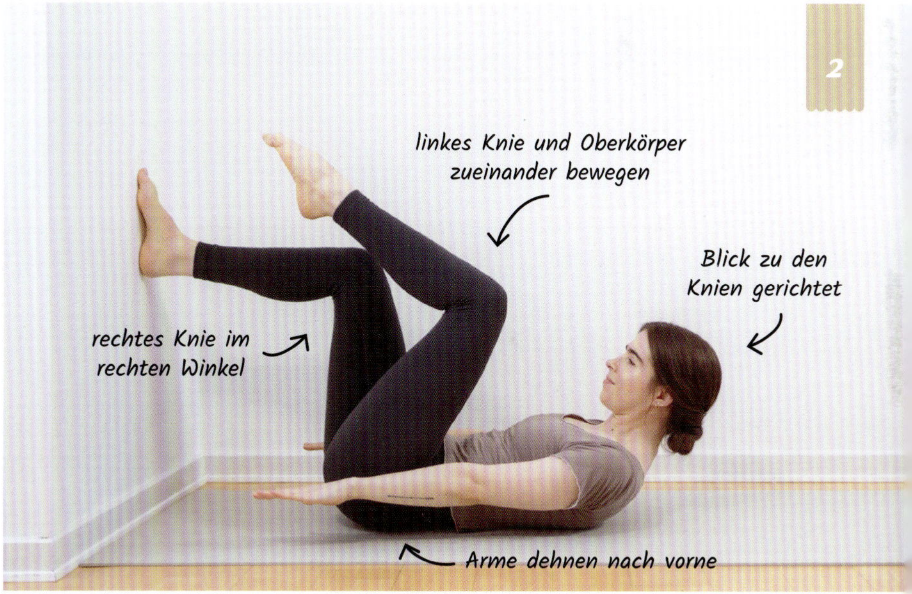

Workout 5: Liegend-Übungen (sanft zu Händen & Handgelenken)

Seitliche Unterarmplanke mit Rotation

1. Ausgangsposition: Lege dich in die seitliche Unterarmplanke auf der linken Seite mit den Fußsohlen an der Wand und den Füßen übereinander. Die Außenseite des linken Fußes liegt auf der Matte.

2. Der linke Unterarm ist auf der Matte, der Ellbogen direkt unter der Schulter. Lege die rechte Hand an den Kopf, der Ellbogen zeigt nach oben (Foto 1).

3. Atme aus und rotiere den Ellbogen nach unten zur Matte (Foto 2), dann hebe ihn mit dem Einatmen wieder an. Wiederhole diese Rotation 5- bis 10-mal, dann wechsle die Seite.

TIPP: *Für eine sanftere Variante lege beide Knie übereinander an die Wand. Um die Übung intensiver zu gestalten, senke die Hüfte nach jeder Rotation ein Stück ab und hebe sie wieder an.*

Weiter geht's auf dem nächsten Blatt.

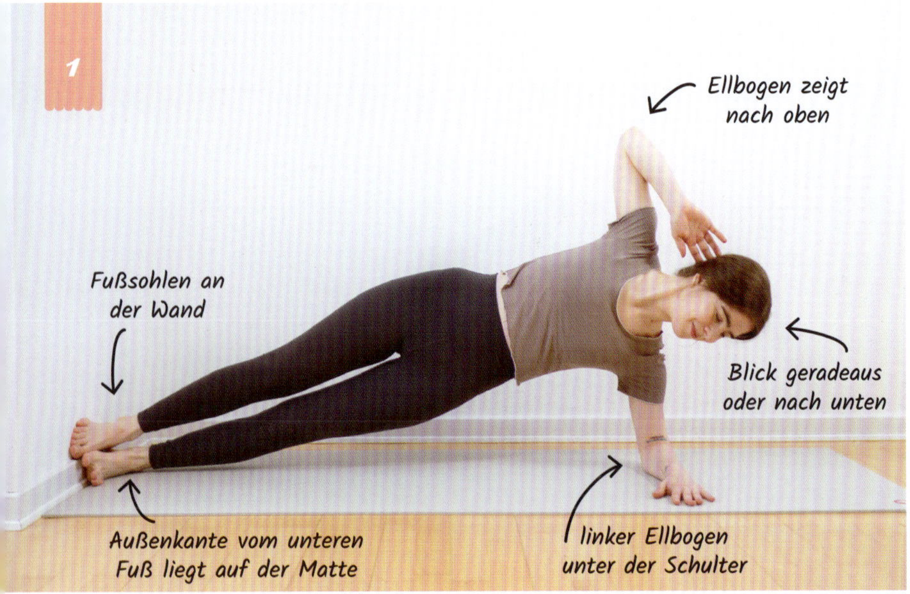
1
Ellbogen zeigt nach oben
Fußsohlen an der Wand
Blick geradeaus oder nach unten
Außenkante vom unteren Fuß liegt auf der Matte
linker Ellbogen unter der Schulter

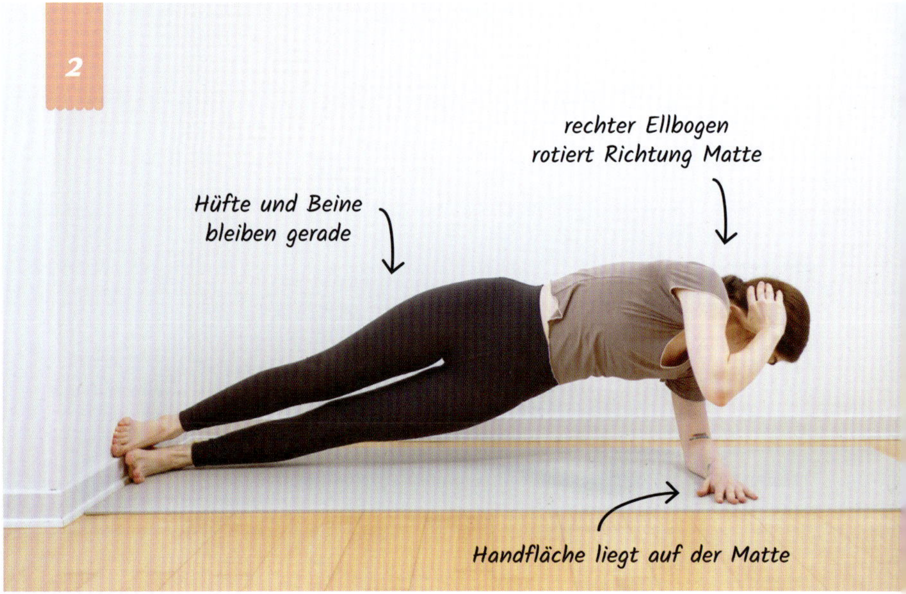
2
rechter Ellbogen rotiert Richtung Matte
Hüfte und Beine bleiben gerade
Handfläche liegt auf der Matte

Bicycle Crunch

1. Lege dich auf den Rücken und platziere die Füße hüftweit voneinander entfernt an der Wand. Die Knie sind dabei in etwa über der Hüfte.
2. Strecke dein linkes Bein lang nach oben aus und platziere den linken Fuß locker an der Wand.
3. Lege die Hände an den Kopf. Die Ellbogen sind weit geöffnet und zeigen zur Seite (Foto 1).
4. Hebe den Kopf und die Schulterblätter mit dem Ausatmen an und ziehe das linke Knie und die rechte Schulter zueinander (Bicycle Crunch). Richte den Blick schräg nach links, etwa auf Kniehöhe, um den Nacken entspannt zu halten (Foto 2).
5. Lege den Kopf und die Schulterblätter mit dem Einatmen wieder ab. Wiederhole den Bicycle Crunch 4- bis 10-mal auf einer Seite, dann wechsle die Seite.

Weiter geht's auf dem nächsten Blatt.

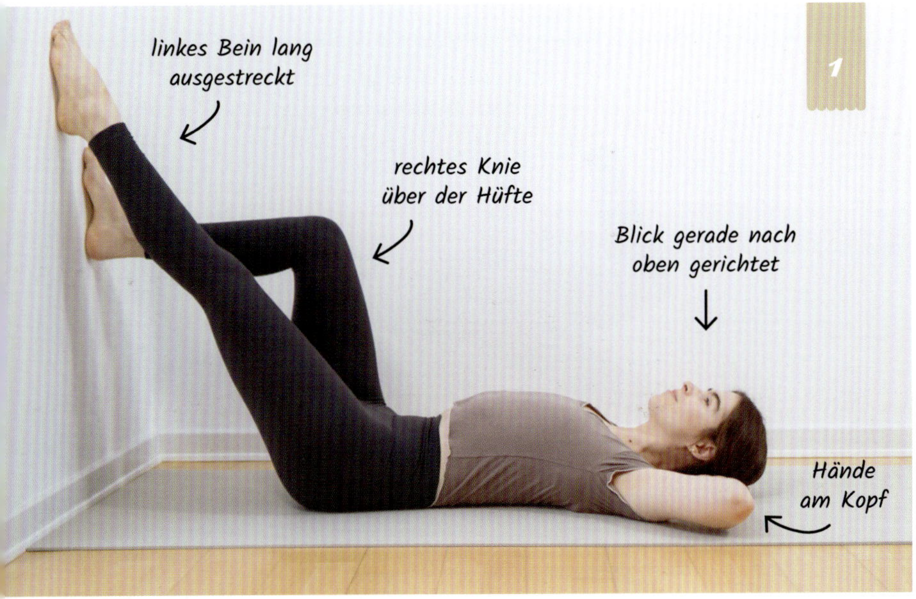

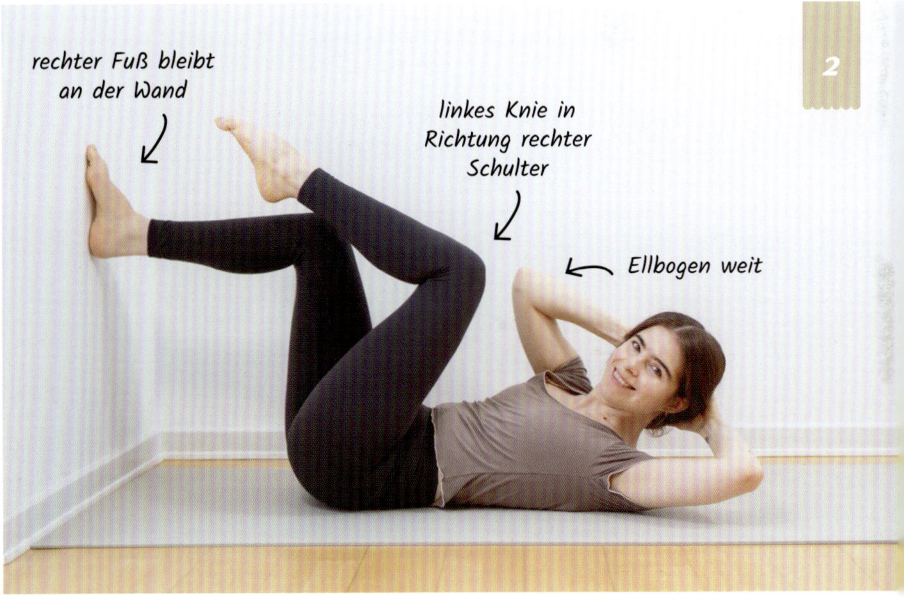

Workout 5: Liegend-Übungen (sanft zu Händen & Handgelenken)

Planke

1. Ausgangsposition: Komm in die Planke, indem du die Fersen gegen die Wand drückst und die Zehenspitzen auf der Matte lässt. Die Arme sind durchgestreckt. Halte eine aktive Körperhaltung: Drücke sanft die Matte weg, weite die Schulterblätter und Schlüsselbeine und achte auf einen geraden Rücken. Die Handflächen liegen vollständig auf der Matte, die Finger gespreizt und die Fingerspitzen greifen die Matte.

2. Ziehe dein rechtes Knie sanft nach vorne (Foto 1) und hebe es dann gebeugt nach hinten an (Foto 2). Ziehe das Knie erneut vor und kehre zurück zur Planke. Wechsle die Seite und wiederhole die Bewegung 4- bis 8-mal.

Weiter geht's auf dem nächsten Blatt.

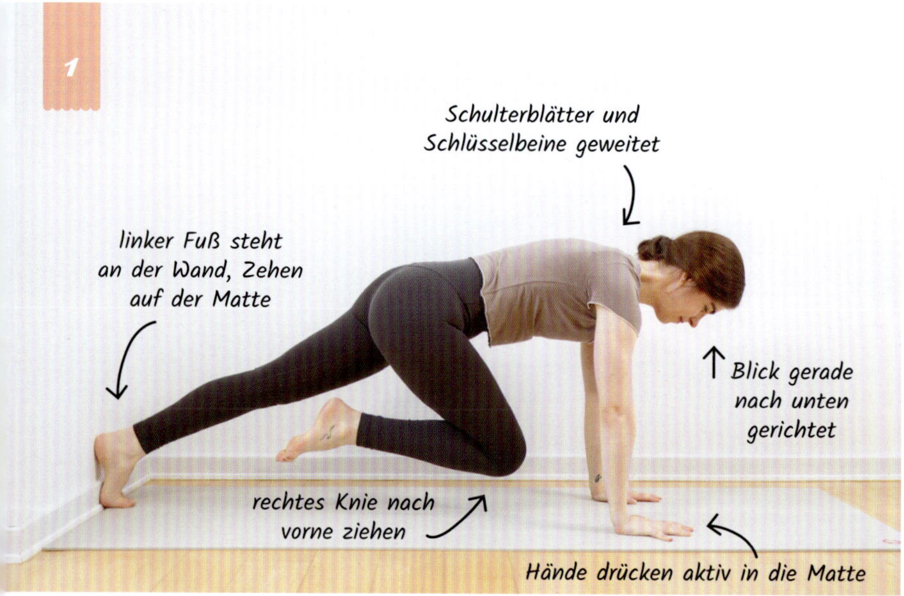
1
Schulterblätter und Schlüsselbeine geweitet
linker Fuß steht an der Wand, Zehen auf der Matte
Blick gerade nach unten gerichtet
rechtes Knie nach vorne ziehen
Hände drücken aktiv in die Matte

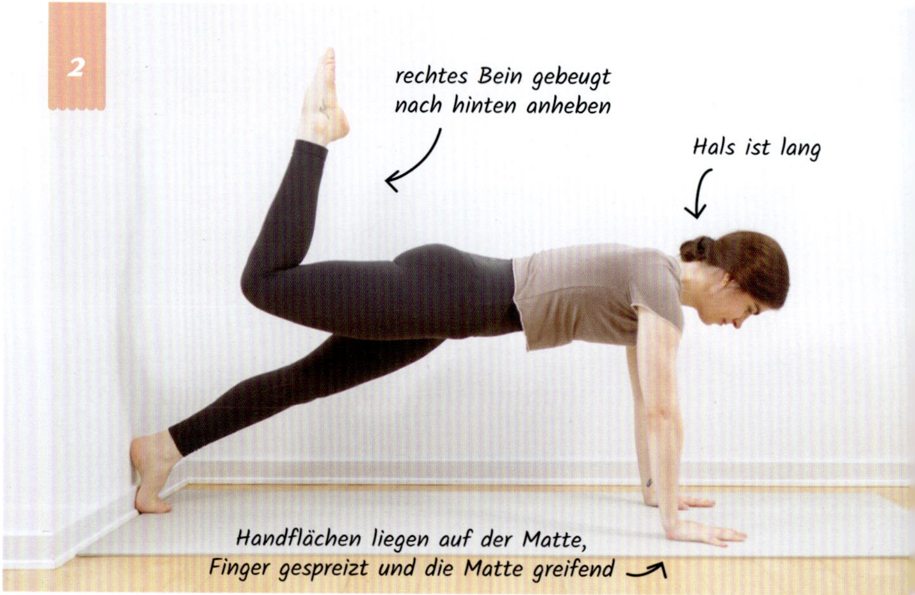
2
rechtes Bein gebeugt nach hinten anheben
Hals ist lang
Handflächen liegen auf der Matte, Finger gespreizt und die Matte greifend

TIPP: *Für eine sanftere Variante kannst du dieselbe Bewegung auch im Vierfüßlerstand auf den Knien ausführen.*

Dead Bug Variation 2

1. Lege dich auf den Rücken und platziere die Füße hüftweit voneinander entfernt an der Wand. Die Knie sind dabei in etwa über der Hüfte.
2. Strecke die Hände seitlich aus mit den Handflächen nach unten oder lege sie auf dein Becken, um sicherzustellen, dass es in der Übung gerade bleibt.
3. Strecke dein linkes Bein lang nach oben aus. Die Ferse berührt die Wand (Foto 1).
4. Lass das linke Bein mit dem Einatmen langsam an der Wand zur linken Seite sinken (Foto 2) und hebe es mit dem Ausatmen kontrolliert wieder an. Wiederhole diese Dead Bug Variation 6- bis 10-mal, dann wechsle die Seite.

Weiter geht's auf dem nächsten Blatt.

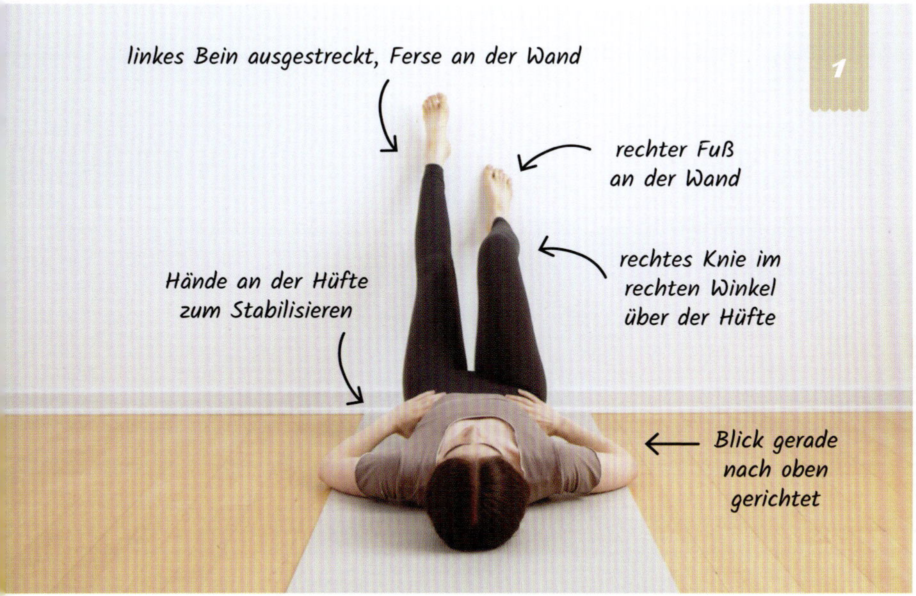
1
linkes Bein ausgestreckt, Ferse an der Wand
rechter Fuß an der Wand
rechtes Knie im rechten Winkel über der Hüfte
Hände an der Hüfte zum Stabilisieren
Blick gerade nach oben gerichtet

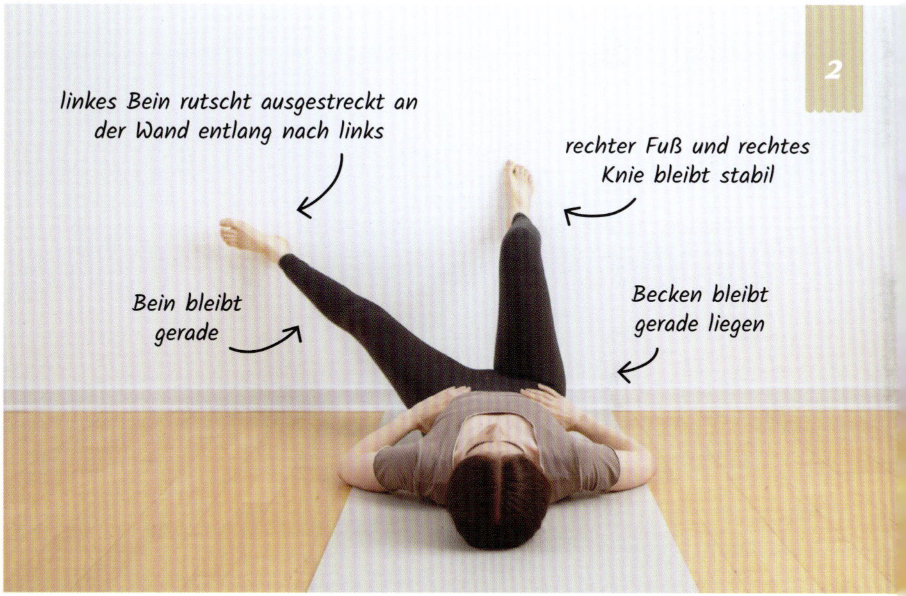
2
linkes Bein rutscht ausgestreckt an der Wand entlang nach links
rechter Fuß und rechtes Knie bleibt stabil
Bein bleibt gerade
Becken bleibt gerade liegen

Workout 5: Liegend-Übungen (sanft zu Händen & Handgelenken)

TIPP: *Um die Übung anstrengender zu gestalten, kannst du Ankle Weights (0,5–1 kg) verwenden!*

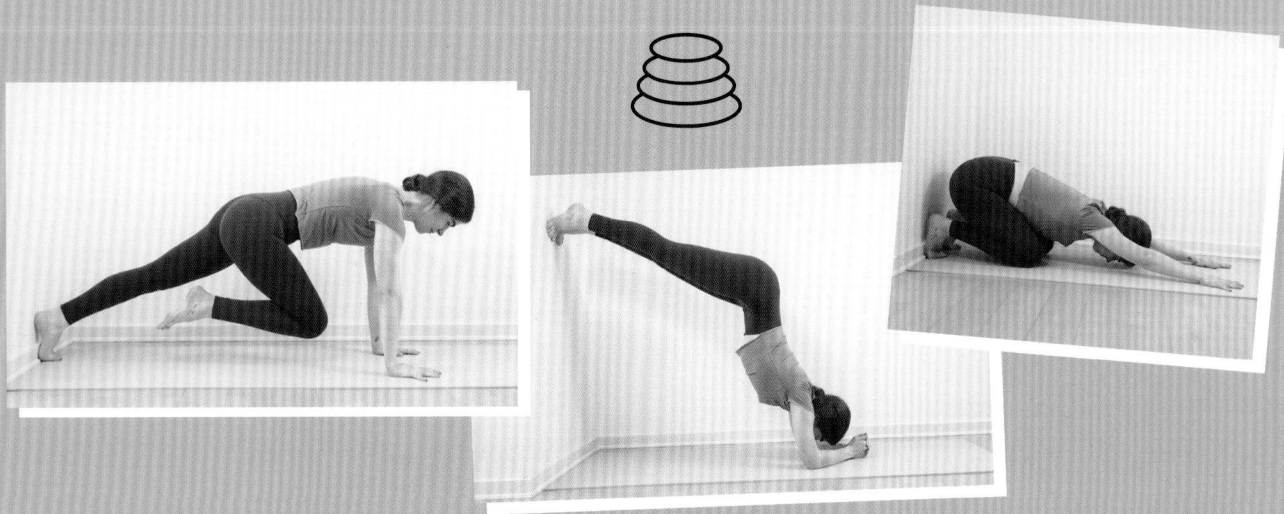

Challenge

Bereit für eine Herausforderung? Diese Plank-Challenge hat es in sich! Wärme dich davor mit den Übungen aus dem ersten Workout auf. Zwischen den Übungen bietet es sich an, eine kurze Pause zum Durchatmen zu machen, neue Kraft zu sammeln und nach Bedarf die Handgelenke zu lockern. Um die Hände zu schonen, sind einige der Übungen auf den Unterarmen.

Brücke mit Armbewegung

1. Lege dich mit dem Rücken auf die Matte, die Füße hüftweit an der Wand. Die Fersen auf Höhe der Knie oder etwas höher (je nachdem, was sich besser anfühlt). Die Knie sind in etwa über der Hüfte.

2. Die Arme liegen neben deinem Oberkörper auf der Matte und die Handflächen liegen auf der Matte. Der Blick ist gerade nach oben gerichtet.

3. Hebe das Becken an, um in die Brücke zu gelangen (Foto 1). Die Gesäßmuskulatur ist dabei aktiv.

4. Senke dein Becken mit dem Einatmen ab und kreise dabei mit den Armen zunächst nach oben und dann über den Kopf bis zum Boden (Foto 2). Hebe dein Becken mit dem Ausatmen wieder an und kreise dabei die Arme zurück nach vorne bis zur Matte. Wiederhole die Brücke mit Armbewegung 6- bis 12-mal.

Weiter geht's auf dem nächsten Blatt.

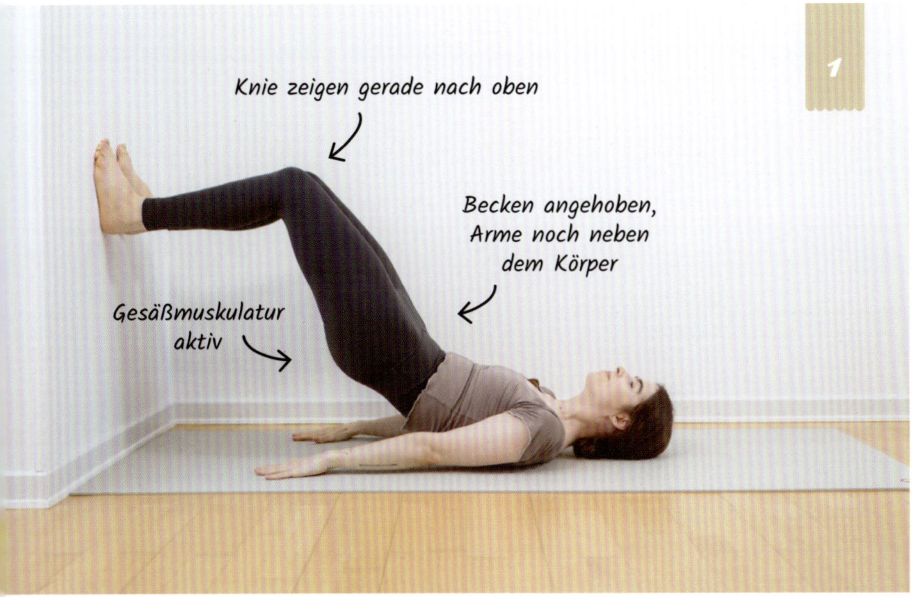
1
Knie zeigen gerade nach oben
Becken angehoben, Arme noch neben dem Körper
Gesäßmuskulatur aktiv

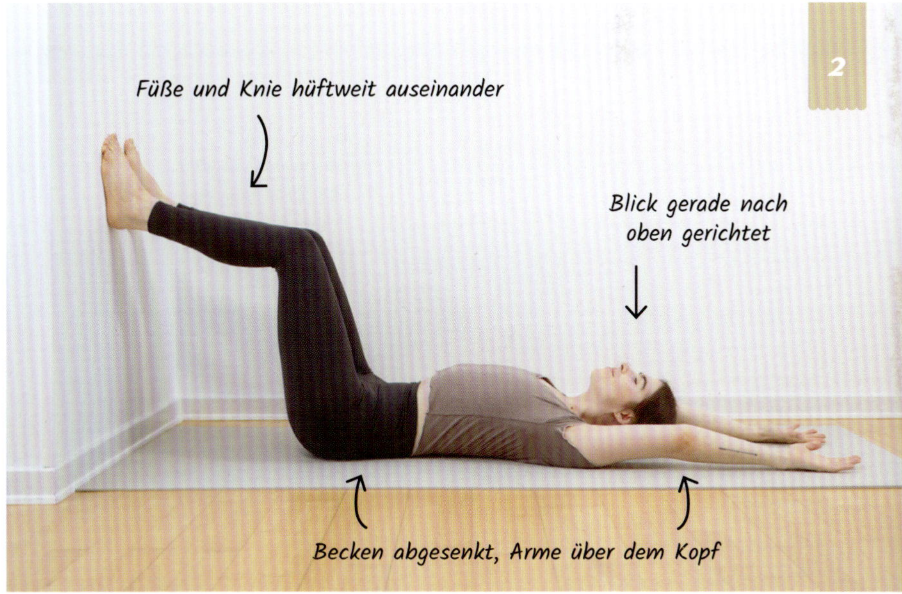
2
Füße und Knie hüftweit auseinander
Blick gerade nach oben gerichtet
Becken abgesenkt, Arme über dem Kopf

Workout 5: Liegend-Übungen (sanft zu Händen & Handgelenken)

TIPP: *Auch hier kannst du bei Schulter- oder Nackenbeschwerden die Füße auf die Matte stellen.*

Spinal Twist

1. Lege dich mit dem Rücken auf die Matte und bringe das Gesäß dicht an die Wand. Ziehe die Knie sanft zum Oberkörper und halte sie dort für 1 bis 2 Atemzüge.

2. Lass dann beide Beine langsam zur rechten Seite sinken. Dein linker Arm kann entweder gebeugt in einem Kaktus-Stretch (90 Grad Winkel) mit der Handfläche nach oben liegen (Foto 1) oder ausgestreckt auf Schulterhöhe mit der Handfläche nach unten. Achte darauf, dass beide Schultern auf der Matte liegen bleiben. Die rechte Hand liegt locker auf dem oberen Knie (Foto 2).

3. Halte diese Position für 5 bis 10 Atemzüge, bevor du die Beine zurück zur Mitte hebst und sie dann zur linken Seite sinken lässt.

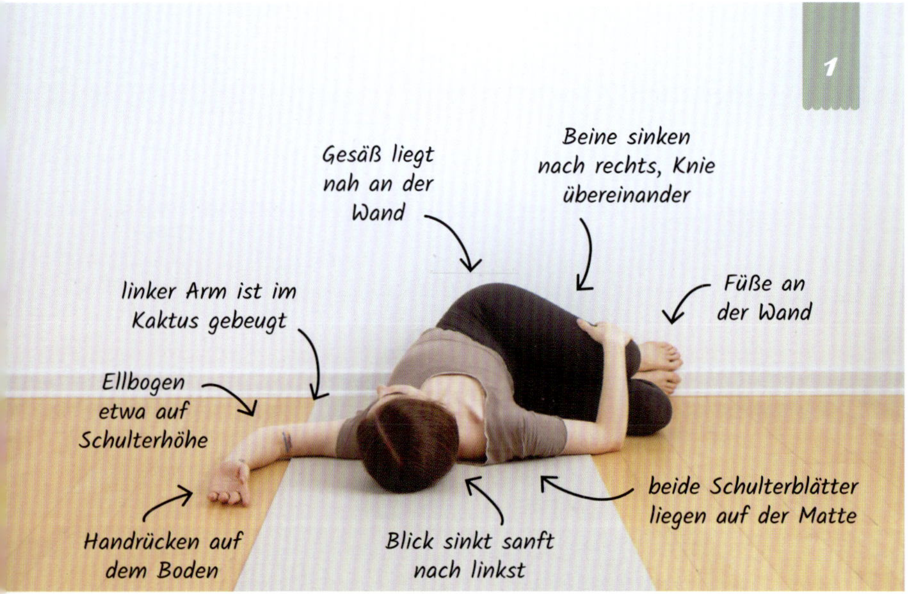

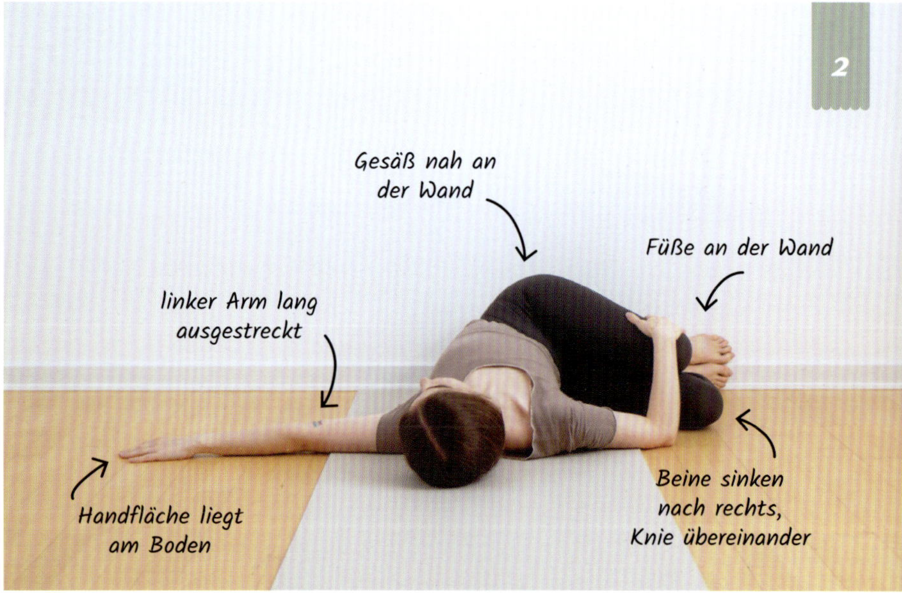

Workout 7: Für starke Bauchmuskeln

TIPP: *Du kannst auch mit dem Kopf zur Wand liegen und denselben Spinal Twist ohne Wandunterstützung ausführen.*

Einbeinige Brücke

1. Lege dich mit dem Rücken auf die Matte, um die Brücke vorzubereiten. Beide Füße sind auf der Matte. Die Zehenspitzen berühren knapp die Wand. Positioniere die Füße so, dass sie hüftweit voneinander entfernt sind und nahe genug an deinem Gesäß sind, sodass du in einer stabilen Ausgangsposition bist.

2. Die Arme liegen neben deinem Oberkörper auf der Matte. Die Handflächen drücken aktiv in die Matte.

3. Hebe dich mit dem Ausatmen zur Brücke an und strecke das linke Bein nach oben. Die linken Zehenspitzen berühren oben die Wand (Foto 1).

4. Senke die Hüfte mit dem Einatmen ab und ziehe das linke Knie zum Oberkörper (Foto 2). Hebe die Hüfte mit dem Ausatmen wieder an und strecke das linke Bein hoch zur Wand aus. Wiederhole die einbeinige Brücke 4- bis 12-mal.

Weiter geht's auf dem nächsten Blatt.

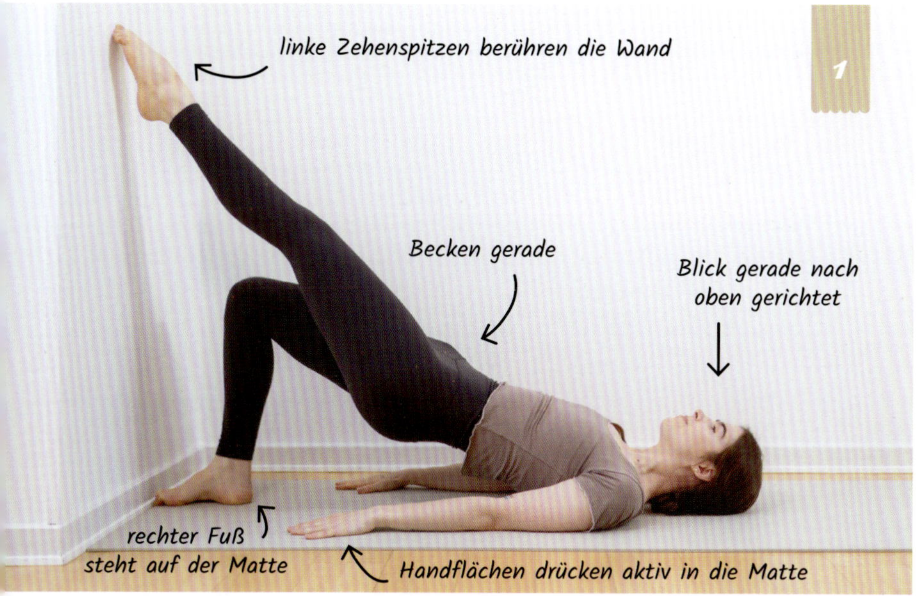
1
linke Zehenspitzen berühren die Wand
Becken gerade
Blick gerade nach oben gerichtet
rechter Fuß steht auf der Matte
Handflächen drücken aktiv in die Matte

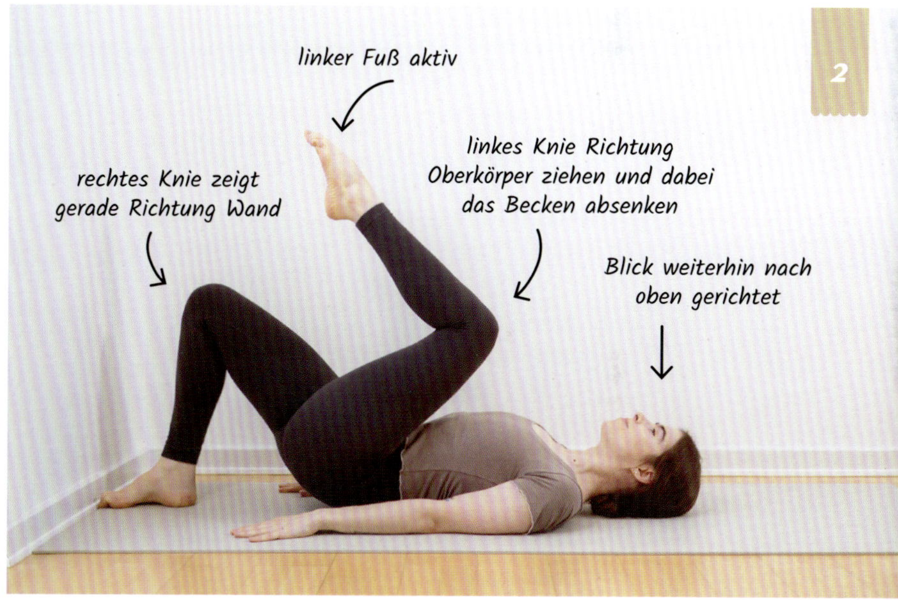
2
linker Fuß aktiv
rechtes Knie zeigt gerade Richtung Wand
linkes Knie Richtung Oberkörper ziehen und dabei das Becken absenken
Blick weiterhin nach oben gerichtet

Dead Bug

1. Lege dich mit dem Kopf zur Wand und halte etwa eine Armlänge Abstand. Lege deine Arme nach hinten zur Wand. Die Finger haften wie Saugnäpfe an der Wand. Dein Rücken sollte in der natürlichen Kurve liegen, ohne Hohlkreuz. Die Core-Muskulatur sorgt für Stabilität.

2. Hebe beide Beine an, sodass die Knie im rechten Winkel über der Hüfte stehen und die Schienbeine parallel zur Matte sind.

3. Senke mit dem Einatmen einen Fuß sanft zur Matte ab, bis zu einer leichten Berührung (Foto 1) und hebe das Bein beim Ausatmen wieder an. Wechsle die Seite und wiederhole diese Dead-Bug-Übung abwechselnd 6- bis 12-mal pro Seite.

Weiter geht's auf dem nächsten Blatt.

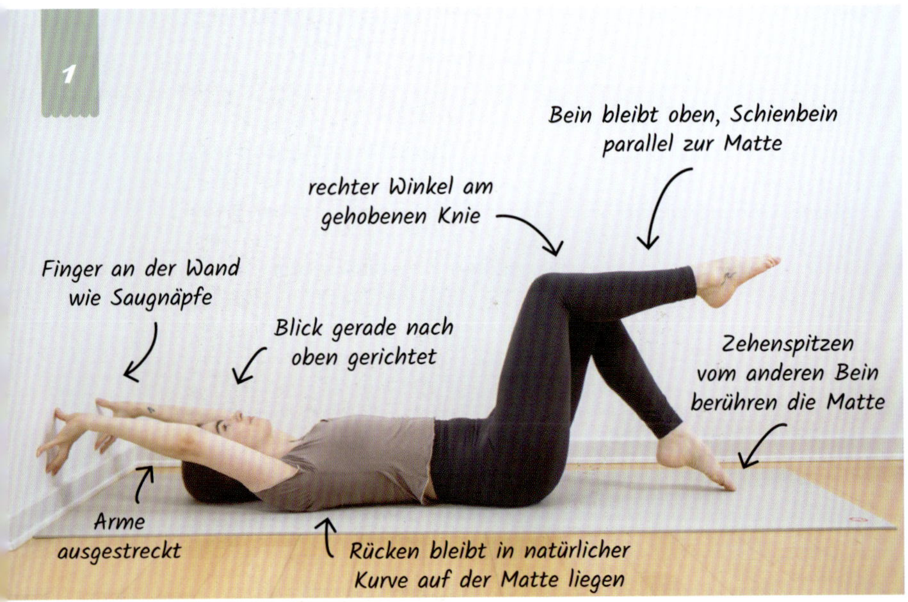
1
Bein bleibt oben, Schienbein parallel zur Matte
rechter Winkel am gehobenen Knie
Finger an der Wand wie Saugnäpfe
Blick gerade nach oben gerichtet
Zehenspitzen vom anderen Bein berühren die Matte
Arme ausgestreckt
Rücken bleibt in natürlicher Kurve auf der Matte liegen

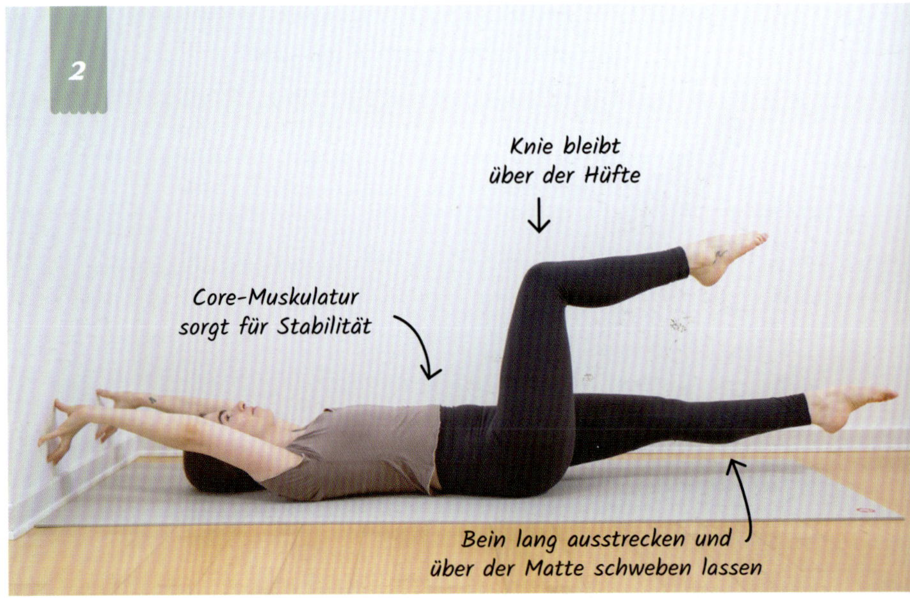
2
Knie bleibt über der Hüfte
Core-Muskulatur sorgt für Stabilität
Bein lang ausstrecken und über der Matte schweben lassen

Workout 7: Für starke Bauchmuskeln

TIPP: Herausfordernder ist es, das Bein beim Absenken vollständig auszustrecken (Foto 2), bis es über der Matte schwebt.

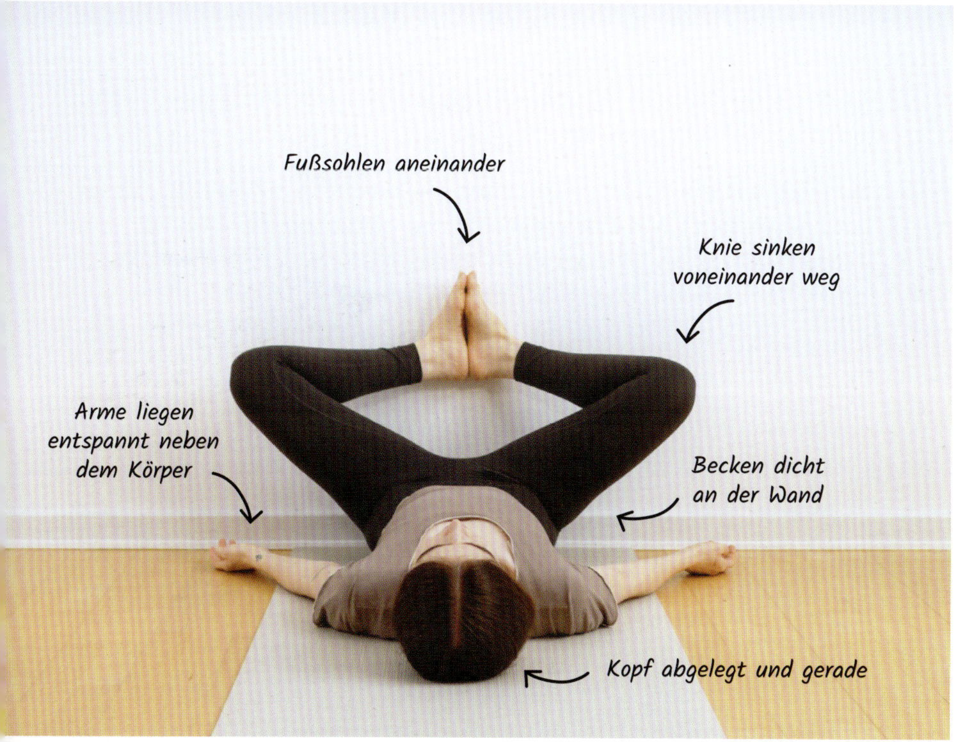
Fußsohlen aneinander
Knie sinken voneinander weg
Arme liegen entspannt neben dem Körper
Becken dicht an der Wand
Kopf abgelegt und gerade

Schmetterling an der Wand

1. Lege dich mit dem Rücken auf die Matte und platziere das Becken so dicht wie möglich an der Wand. Ziehe die Knie zum Oberkörper. Sobald du entspannt liegst, bringe die Fußsohlen an der Wand zusammen und lass die Knie nach außen sinken, sodass sie sanft zur Seite zeigen.

2. Die Schwerkraft unterstützt dich hier dabei, die Hüfte zu öffnen und die Innenseiten der Oberschenkel zu dehnen. Versuche, die Position entspannt zu halten und tief zu atmen. Mit jedem Ausatmen kannst du die Dehnung ein wenig intensiver wahrnehmen, ohne dabei die Spannung in den Schultern oder im Nacken zu erhöhen.

3. Bleibe für 5–8 Atemzüge oder länger in dieser Position und genieße die beruhigende Wirkung des Schmetterlings an der Wand.

Seitliche Planke

1. Setze dich auf die linke Gesäßseite, das linke Knie gebeugt, das rechte Bein lang, der rechte Fuß liegt fest an der Wand. Achte darauf, dass das linke Knie etwa unter dem rechten liegt. Stütze dich mit der linken Hand auf der Matte ab.

2. Hebe nun das Becken an, während die linke Hand entweder unter der linken Schulter oder etwas weiter vorne, in Richtung Kopf, positioniert ist. Achte darauf, die Schultern sanft von den Ohren zu entfernen. Der Blick kann gerade nach vorne oder nach unten gerichtet sein (Foto 1).

3. Senke die Hüfte mit dem Einatmen ein kleines Stück ab (Foto 2) und hebe dich beim Ausatmen mit den seitlichen Bauch- und Gesäßmuskeln an. Wiederhole das Beckenheben in der seitlichen Planke 6- bis 12-mal.

Weiter geht's auf dem nächsten Blatt.

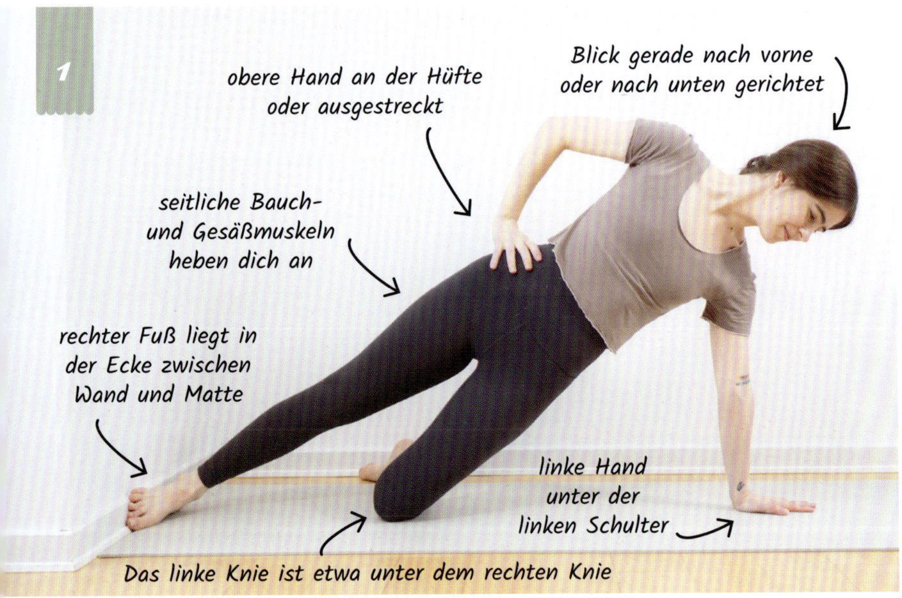
1
obere Hand an der Hüfte oder ausgestreckt
Blick gerade nach vorne oder nach unten gerichtet
seitliche Bauch- und Gesäßmuskeln heben dich an
rechter Fuß liegt in der Ecke zwischen Wand und Matte
linke Hand unter der linken Schulter
Das linke Knie ist etwa unter dem rechten Knie

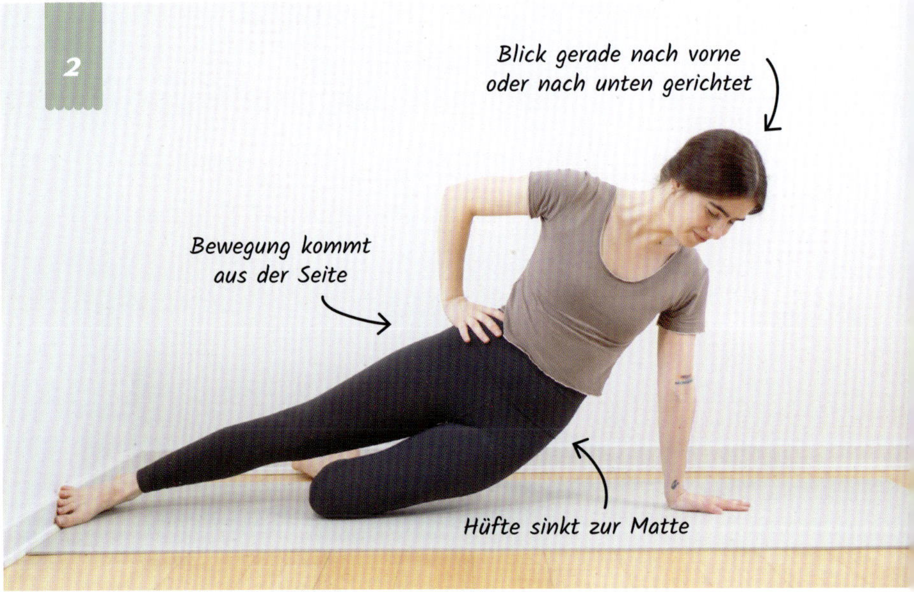
2
Blick gerade nach vorne oder nach unten gerichtet
Bewegung kommt aus der Seite
Hüfte sinkt zur Matte

Workout 7: Für starke Bauchmuskeln

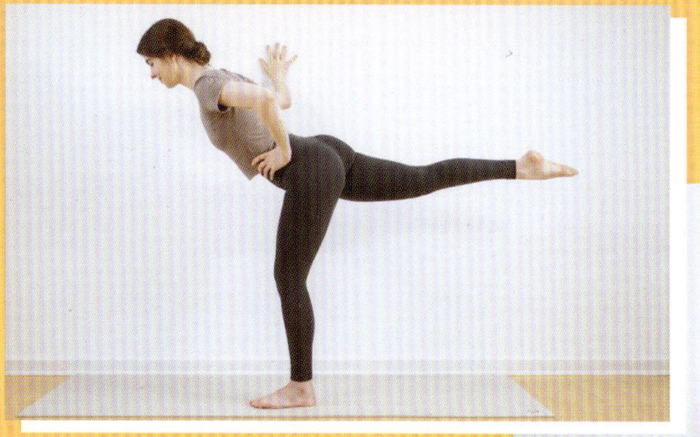

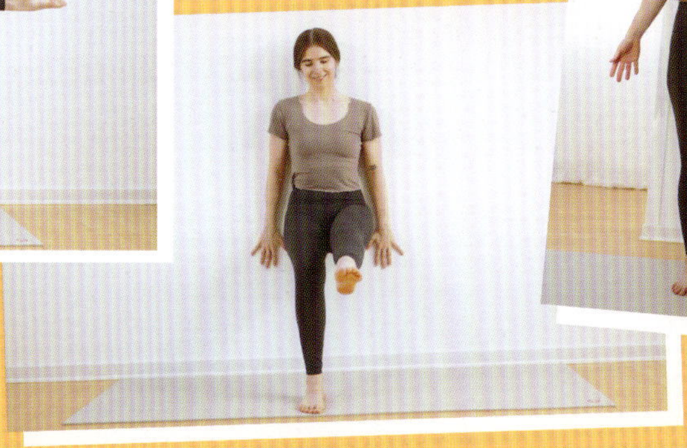

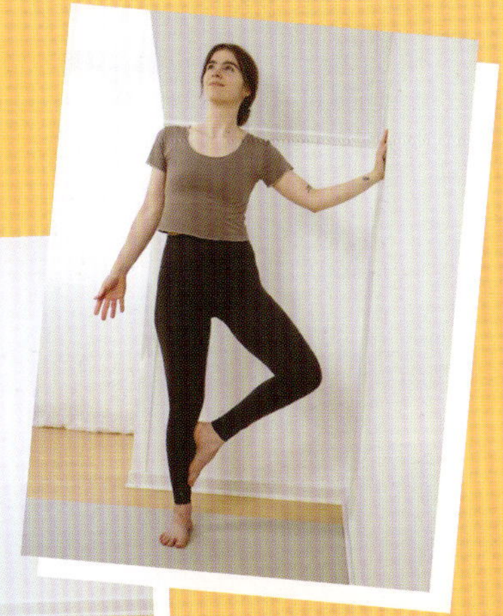

Für ein besseres Gleichgewicht

Ein gutes Gleichgewicht ist nicht nur für Yoga- und Pilates-Übungen wichtig, sondern auch im Alltag, denn mit einem guten Gleichgewichtsgefühl können insbesondere Stürze verhindert werden. Für die folgenden Gleichgewichtsübungen kann es hilfreich sein, sich einen Punkt zu suchen, auf den man den Blick fokussieren kann.

Dead Bug Variation 1

1. Lege dich auf den Rücken und platziere die Füße hüftweit voneinander entfernt an der Wand. Die Knie sind im rechten Winkel über der Hüfte.

2. Strecke dein rechtes Bein aus, sodass die Ferse die Wand berührt. Der rechte Arm liegt etwas schräg neben dir auf der Matte, die Handfläche zeigt nach unten zur Stabilisierung. Den linken Arm streckst du nach oben (Foto 1).

3. Atme ein und senke das rechte Bein nach rechts, während der linke Arm nach links sinkt. Senke das Bein nur so weit ab, wie dein Becken stabil bleibt, und achte darauf, dass sich das rechte Bein nicht dreht. So trainierst du gleichzeitig die Bauchmuskulatur und die inneren Oberschenkel (Foto 2).

4. Mit dem Ausatmen hebst du Arm und Bein wieder zurück zur Mitte an. Wiederhole diese Dead Bug Variation 6- bis 12-mal.

Weiter geht's auf dem nächsten Blatt.

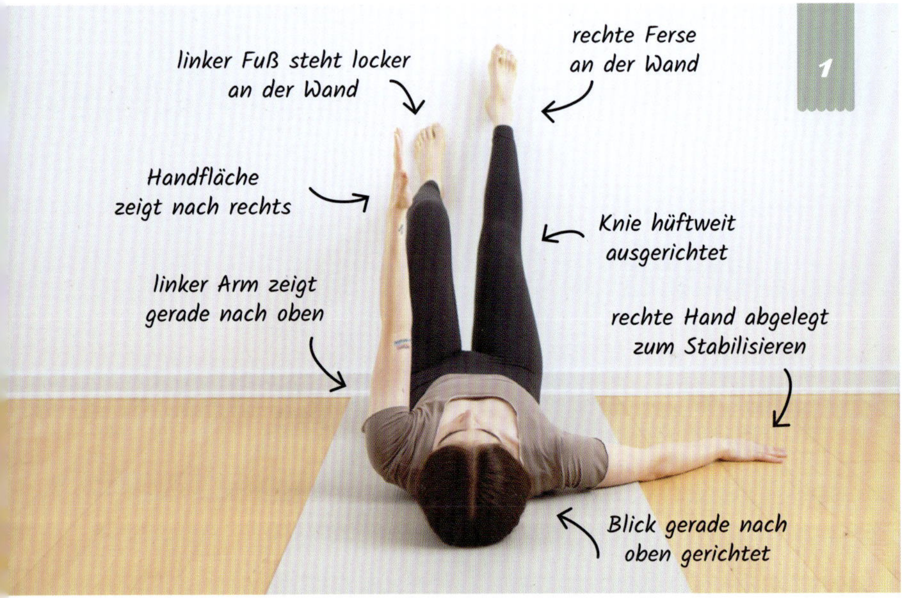
1
linker Fuß steht locker an der Wand
rechte Ferse an der Wand
Handfläche zeigt nach rechts
Knie hüftweit ausgerichtet
linker Arm zeigt gerade nach oben
rechte Hand abgelegt zum Stabilisieren
Blick gerade nach oben gerichtet

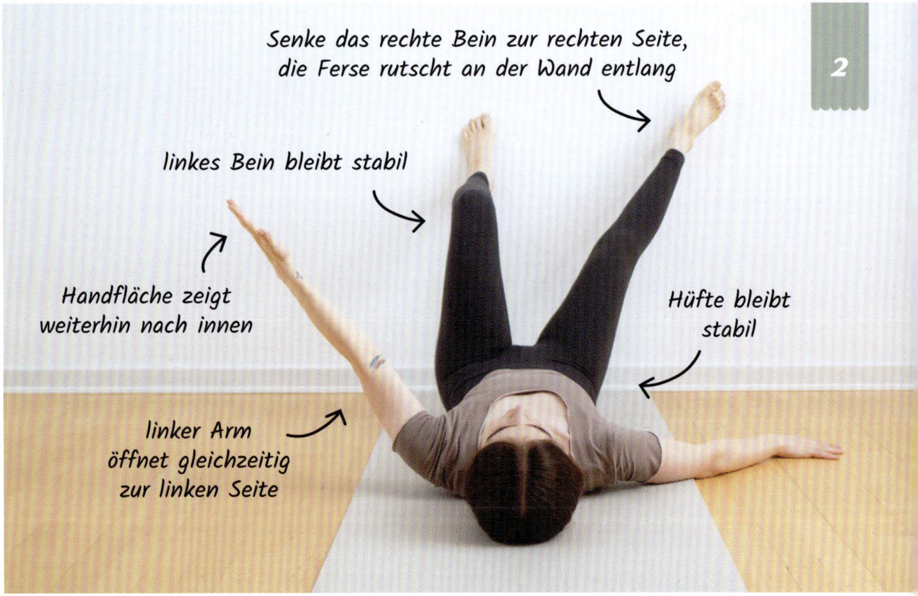
2
Senke das rechte Bein zur rechten Seite, die Ferse rutscht an der Wand entlang
linkes Bein bleibt stabil
Handfläche zeigt weiterhin nach innen
Hüfte bleibt stabil
linker Arm öffnet gleichzeitig zur linken Seite

Fersenheben

1. Stell dich mit der rechten Seite zur Wand und platziere die rechte Hand an der Wand. Der Ellbogen ist leicht gebeugt. Die Füße sind hüftweit voneinander entfernt.

2. Der linke Arm hängt entspannt an deiner linken Seite. Die Haltung ist aufrecht. Der Blick ist gerade nach vorne gerichtet, die Schultern sind entspannt, der Hals ist lang (Foto 1).

3. Hebe dich mit dem Einatmen auf die Zehenspitzen an (Foto 2) und senke mit dem Ausatmen die Fersen wieder ab. Wiederhole das Fersenheben 10- bis 20-mal.

Weiter geht's auf dem nächsten Blatt.

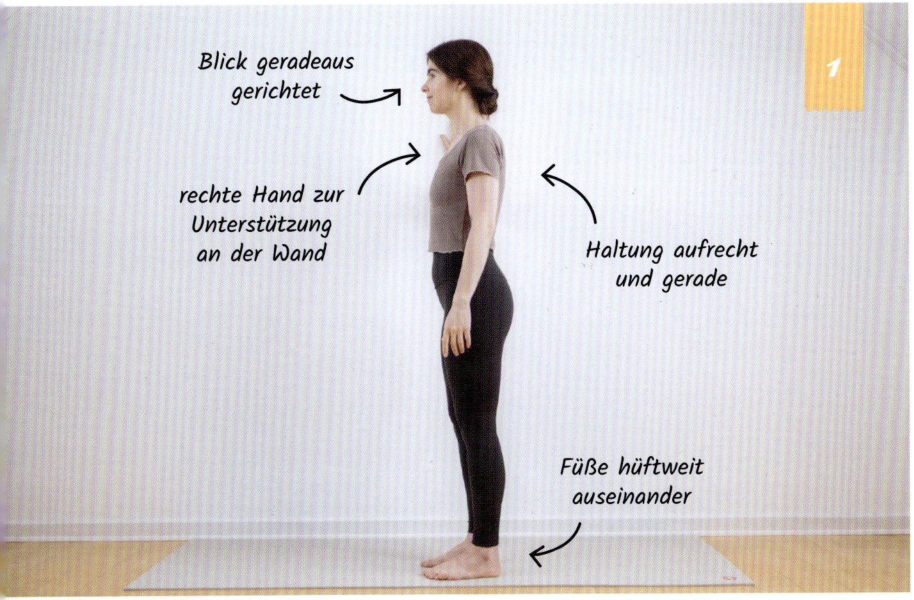

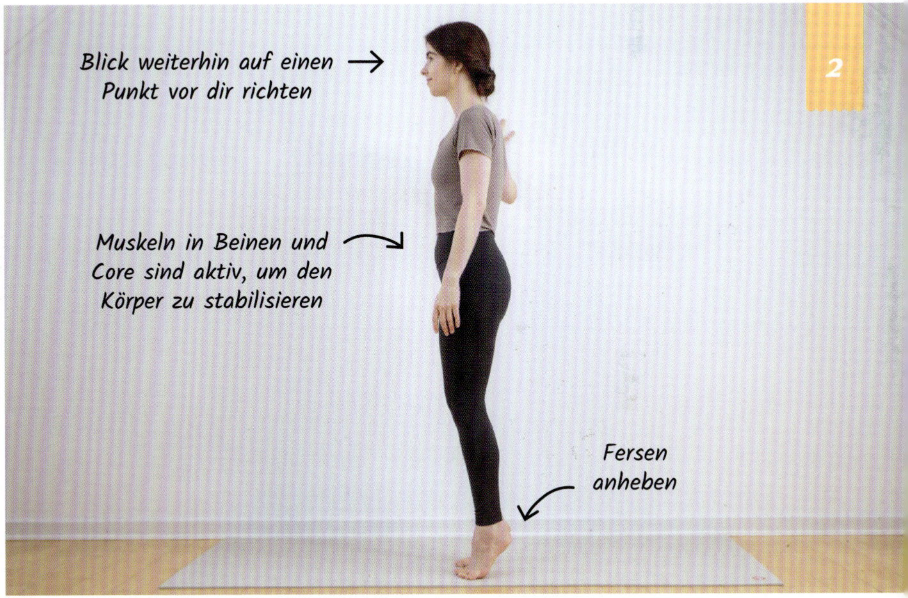

Workout 6: Für ein besseres Gleichgewicht

TIPP: *Du kannst versuchen, die Hand an der Wand leichter werden zu lassen oder ganz zu lösen!*

Cross Crunch

1. Lege dich auf den Rücken und platziere die Füße hüftweit voneinander entfernt an der Wand. Die Knie sind im rechten Winkel über der Hüfte.

2. Lege die Hände an den Kopf. Die Ellbogen sind weit geöffnet und zeigen zur Seite (Foto 1).

3. Hebe dich wieder in einen Crunch an: Aktiviere deinen Bauch, indem du den Bauchnabel sanft Richtung Wirbelsäule ziehst, die Rippen ziehst du gleichzeitig nach unten. Mit dem Ausatmen hebst du Kopf und Schultern vom Boden ab. Halte oben.

4. Strecke den rechten Arm rüber zur linken Seite und mache 5 bis 12 kleine, pulsierende Bewegungen schräg zur Wand (Foto 2). Dann komm wieder zur Mitte, beide Hände am Kopf, die Ellbogen weit und wiederhole auf der anderen Seite.

Weiter geht's auf dem nächsten Blatt.

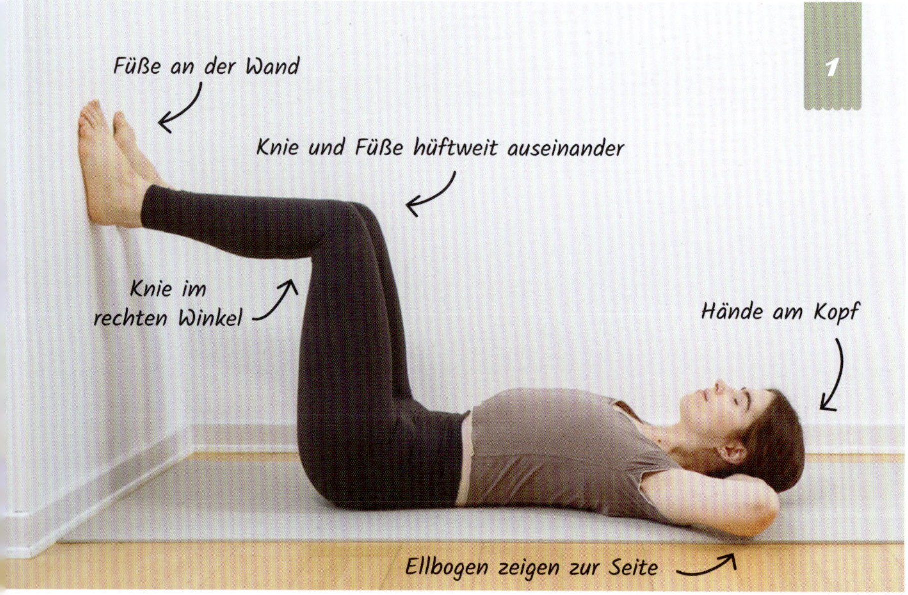
1
Füße an der Wand
Knie und Füße hüftweit auseinander
Knie im rechten Winkel
Hände am Kopf
Ellbogen zeigen zur Seite

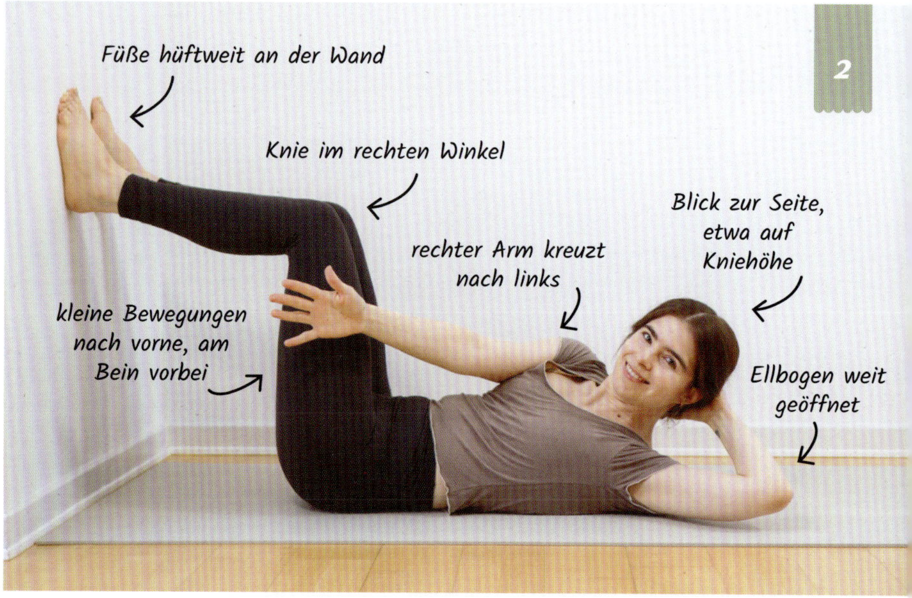
2
Füße hüftweit an der Wand
Knie im rechten Winkel
Blick zur Seite, etwa auf Kniehöhe
rechter Arm kreuzt nach links
kleine Bewegungen nach vorne, am Bein vorbei
Ellbogen weit geöffnet

Krieger 3 an der Wand

1. Stell dich mit der rechten Seite zur Wand und platziere die rechte Hand an der Wand. Der Ellbogen ist leicht gebeugt. Die Füße sind hüftweit voneinander entfernt.

2. Die Haltung ist aufrecht. Der Blick ist gerade nach vorne gerichtet, die Schultern sind entspannt, der Hals ist lang.

3. Hebe nun das rechte Knie auf Hüfthöhe an, strecke das rechte Bein nach vorne aus (Foto 1) und ziehe es nach hinten zum Krieger 3 (Foto 2). Achte darauf, dass die Hüfte und der Rücken gerade bleiben.

4. Wiederhole diese dreiteilige Übung 3- bis 5-mal und halte den Krieger 3 zum Abschluss für 10 Sekunden, dann wechsle die Seite!

Weiter geht's auf dem nächsten Blatt.

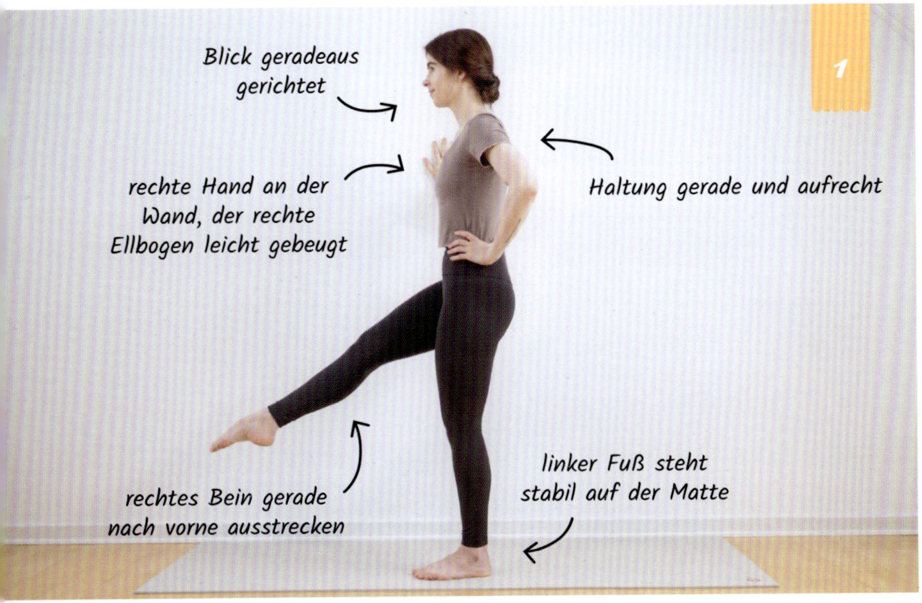
1
Blick geradeaus gerichtet
rechte Hand an der Wand, der rechte Ellbogen leicht gebeugt
Haltung gerade und aufrecht
rechtes Bein gerade nach vorne ausstrecken
linker Fuß steht stabil auf der Matte

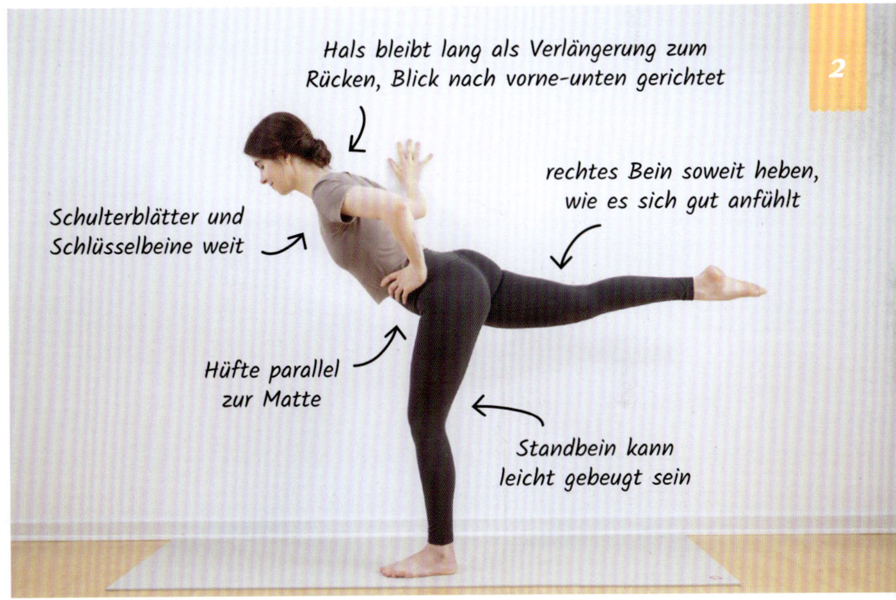
2
Hals bleibt lang als Verlängerung zum Rücken, Blick nach vorne-unten gerichtet
rechtes Bein soweit heben, wie es sich gut anfühlt
Schulterblätter und Schlüsselbeine weit
Hüfte parallel zur Matte
Standbein kann leicht gebeugt sein

Workout 6: Für ein besseres Gleichgewicht

ACHTUNG: *Hebe das Bein für den Krieger 3 nur soweit an, wie es sich gut anfühlt.*

Crunch

1. Lege dich auf den Rücken und platziere die Füße hüftweit voneinander entfernt an der Wand. Die Knie sind im rechten Winkel über der Hüfte.

2. Lege die Hände an den Kopf. Die Ellbogen sind weit geöffnet und zeigen zur Seite. Aktiviere deine Bauchmuskeln, indem du den Bauchnabel sanft Richtung Wirbelsäule ziehst. Die Rippen ziehst du gleichzeitig nach unten (Foto 1).

3. Hebe mit dem Ausatmen Kopf und Schultern vom Boden ab und rolle langsam nach oben. Dein Blick geht zu den Knien, während der Nacken entspannt bleibt. Achte darauf, dass der untere Rücken fest am Boden liegen bleibt (Foto 2). Lege dich mit dem Einatmen wieder kontrolliert und langsam ab. Wiederhole die Übung 6- bis 12-mal.

Weiter geht's auf dem nächsten Blatt.

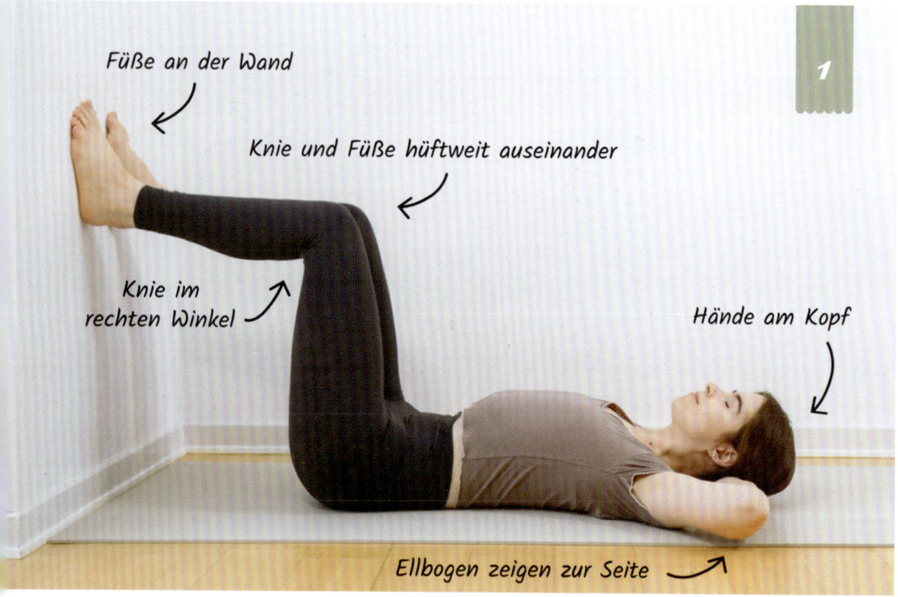
1
Füße an der Wand
Knie und Füße hüftweit auseinander
Knie im rechten Winkel
Hände am Kopf
Ellbogen zeigen zur Seite

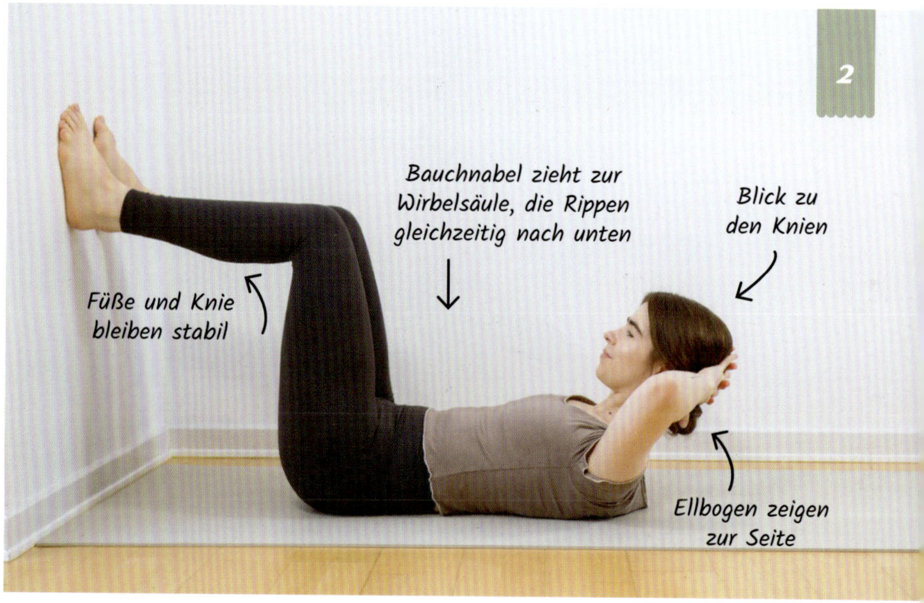
2
Bauchnabel zieht zur Wirbelsäule, die Rippen gleichzeitig nach unten
Blick zu den Knien
Füße und Knie bleiben stabil
Ellbogen zeigen zur Seite

Baum

1. Stelle dich mit der linken Seite zur Wand und platziere die linke Hand an der Wand. Der Ellbogen ist leicht gebeugt. Die Füße sind hüftweit voneinander entfernt. Die Haltung ist gerade.
2. Hebe zunächst das linke Bein an und lege die Fußsohle zur Innenseite deines rechten Beines, die Zehenspitzen sind dabei auf der Matte (Foto 1). Die Fußsohle sollte entweder unter dem Knie (Foto 2) oder über dem Knie platziert sein. Das linke Knie zeigt Richtung Wand. Der Blick ist gerade nach vorne gerichtet.
3. Versuche nun, die Hand an der Wand leichter werden zu lassen und vielleicht sogar komplett zu lösen. Halte den Baum für 5 Atemzüge, dann wechsle die Seite oder mache direkt mit der Übung auf dem nächsten Blatt weiter.

Weiter geht's auf dem nächsten Blatt.

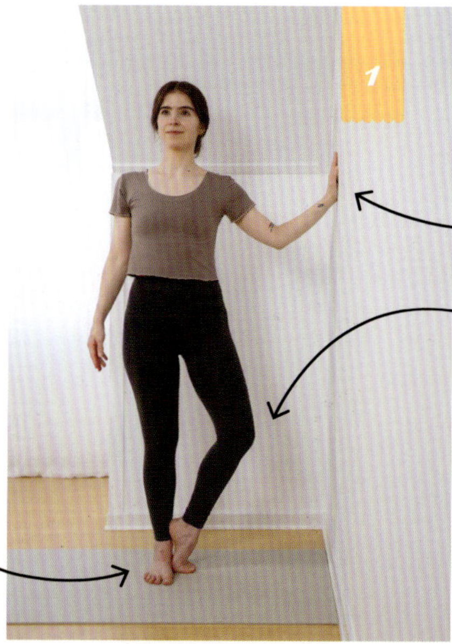
1
Hand zur Unterstützung an der Wand
Das Knie zeigt Richtung Wand
Zehenspitzen auf der Matte, Fußsohle am Knöchel

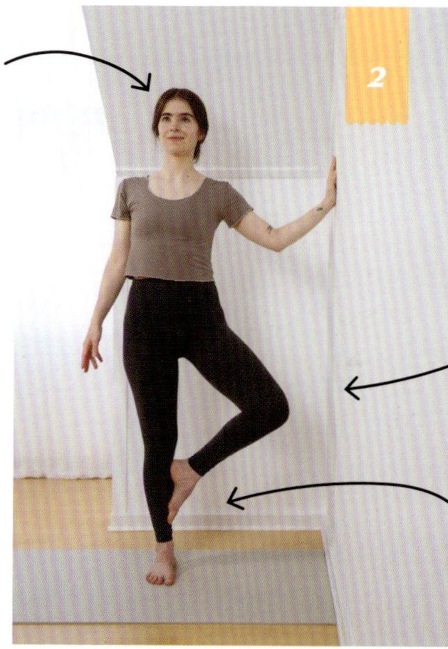
2
Blick gerade nach vorne gerichtet
Knie zeigt Richtung Wand
Fuß zur Innenseite der Wade

Hundreds

1. Lege dich auf den Rücken, die Füße sind an der Wand, die Knie über der Hüfte. Deine Knie sind im 90-Grad-Winkel gebeugt und hüftweit voneinander entfernt.

2. Hebe den Kopf und die Schultern an und strecke die Arme nach vorne aus. Der Nacken bleibt lang und entspannt, der Blick ist auf die Knie gerichtet. Halte die Core-Muskulatur aktiv (Foto 1).

3. Bewege die ausgestreckten Arme in kleinen, aber kraftvollen Bewegungen auf und ab. Die Atmung dabei ist: Einatmen für 5 Bewegungen und Ausatmen für 5 Bewegungen. Füße stabil (Foto 2).

4. Wie der Name der Übung schon vermuten lässt, macht man traditionell 100 Bewegungen, also 10 Wiederholungen von Ein- und Ausatmen. Du kannst aber auch weniger machen.

Weiter geht's auf dem nächsten Blatt.

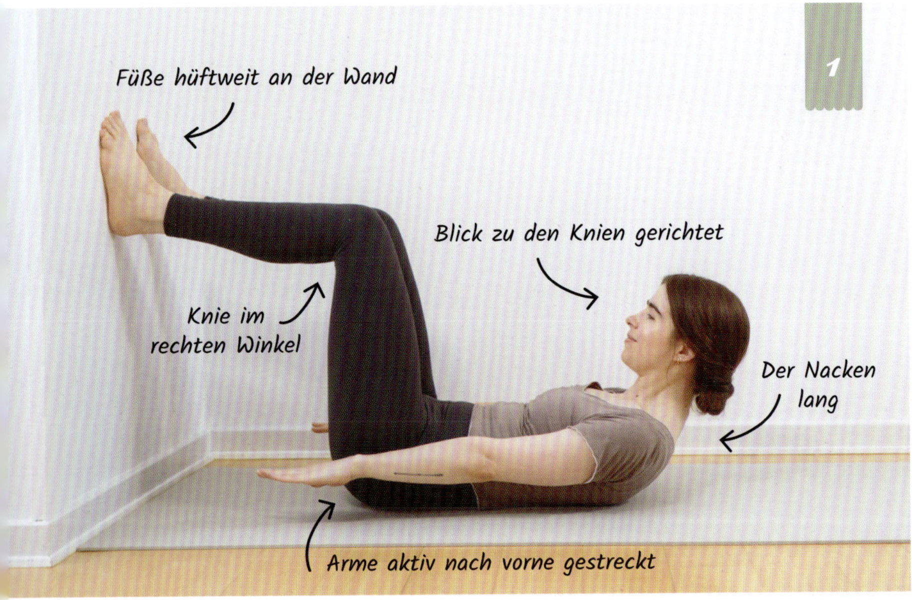

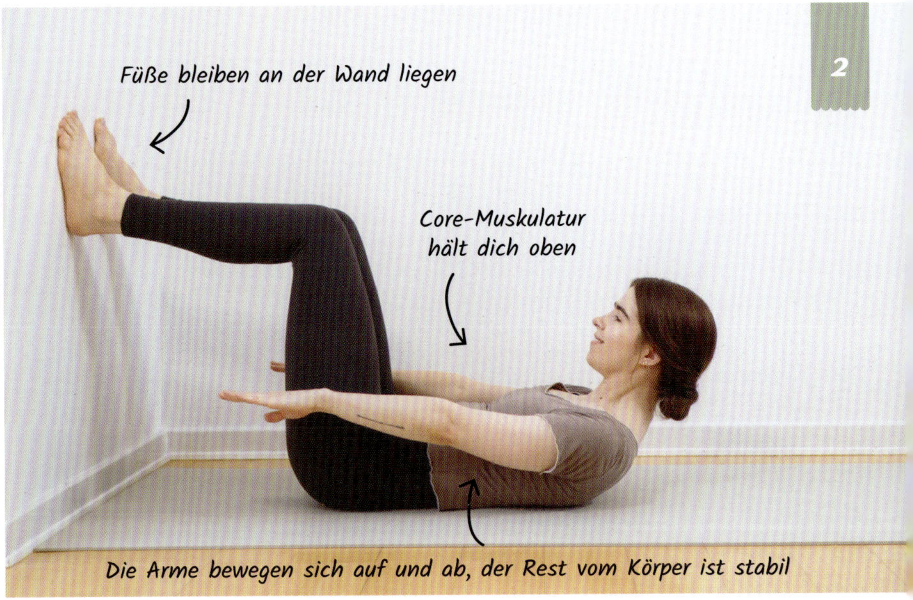

Baum mit kreisendem Blick

1. Komm wieder in die Baumhaltung aus der vorherigen Übung: Stelle dich mit der linken Seite zur Wand und platziere die linke Hand an der Wand. Der Ellbogen ist leicht gebeugt. Die Füße sind hüftweit voneinander entfernt. Die Haltung ist gerade.

2. Hebe zunächst das linke Bein an und lege die Fußsohle zur Innenseite deines rechten Beines, die Zehenspitzen sind dabei auf der Matte (Foto 1). Die Fußsohle sollte entweder unter dem Knie oder über dem Knie platziert sein. Das linke Knie zeigt Richtung Wand. Der Blick ist gerade nach vorne gerichtet.

3. Diesmal spielen wir mit der Balance, indem wir den Blick kreisen lassen: Schaue zuerst nach unten, dann lass den Blick langsam im Uhrzeigersinn für 2 Runden kreisen, als würdest du die Zeiger einer Uhr verfolgen (Foto 2). Dann auf der anderen Seite wiederholen.

Weiter geht's auf dem nächsten Blatt.

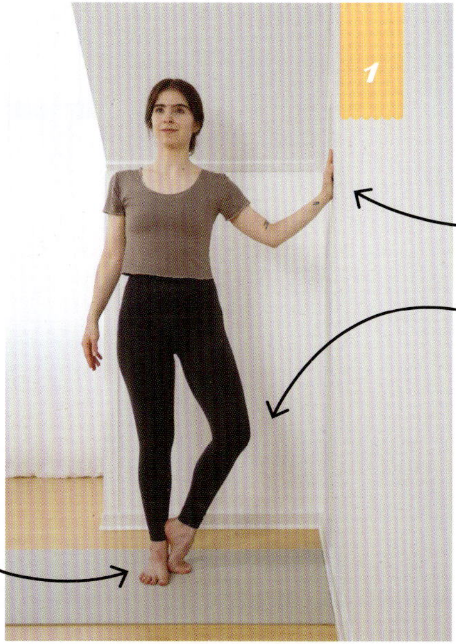

Hand zur Unterstützung an der Wand

Das Knie zeigt Richtung Wand

Zehenspitzen auf der Matte, Fußsohle am Knöchel

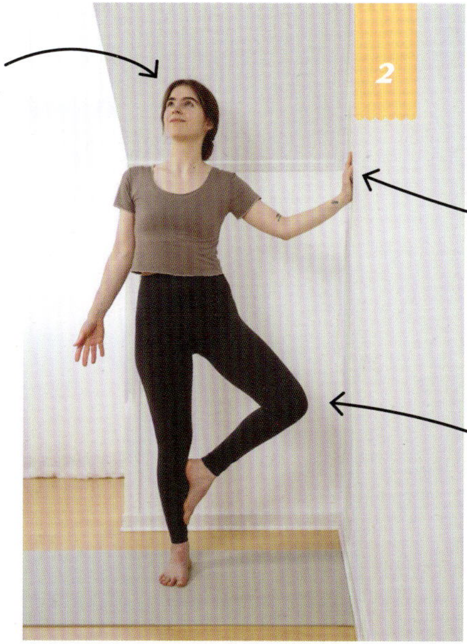

Blick kreist, den Kopf soweit mitbewegen, wie es sich gut anfühlt

Hand an der Wand leichter werden lassen

Knie zeigt zur Wand

TIPP: *Wenn du dich sicher fühlst, kannst du auch hier die Hand an der Wand leichter werden lassen.*

Boot

1. Komm in die Bootsposition: Das Gesäß ist auf der Matte, die Knie sind gebeugt, die Zehen liegen an Wand und die Fersen auf der Matte.

2. Lehne dich leicht nach hinten und aktiviere die Core-Muskulatur, die Rippen ziehen dabei tendenziell nach unten und der Bauchnabel zieht in Richtung Wirbelsäule. Der Blick ist geradeaus zur Wand gerichtet, der Nacken ist lang.

3. Strecke die Arme schulterweit und auf Schulterhöhe nach vorne und drehe die Handflächen nach innen. Hebe die Arme mit dem Einatmen hoch und richte dabei den Oberkörper leicht auf (Foto 1). Senke die Arme mit dem Ausatmen wieder ab und drehe dabei die Handflächen nach unten (Foto 2). Wiederhole diese Bootsübung 5- bis 12-mal.

Weiter geht's auf dem nächsten Blatt.

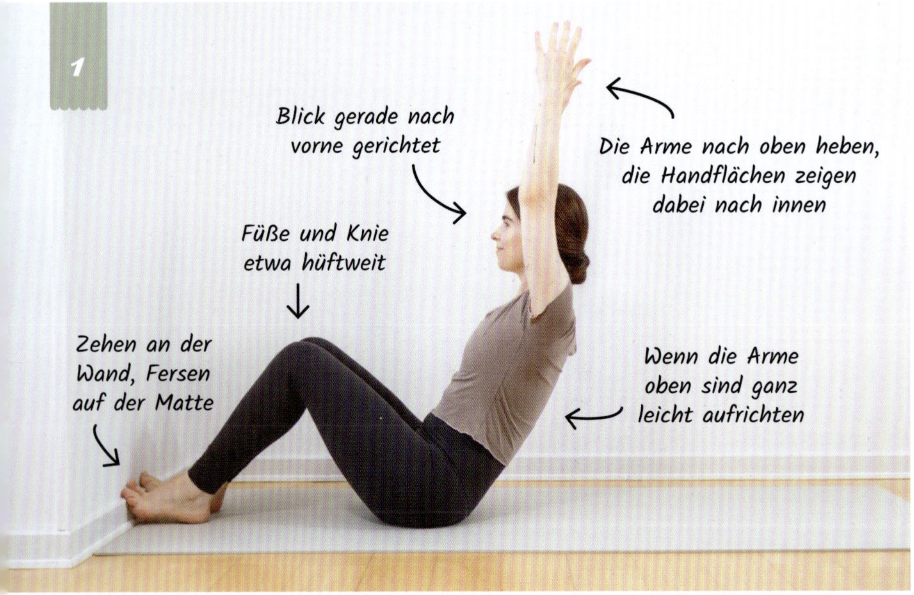
1
Blick gerade nach vorne gerichtet
Die Arme nach oben heben, die Handflächen zeigen dabei nach innen
Füße und Knie etwa hüftweit
Zehen an der Wand, Fersen auf der Matte
Wenn die Arme oben sind ganz leicht aufrichten

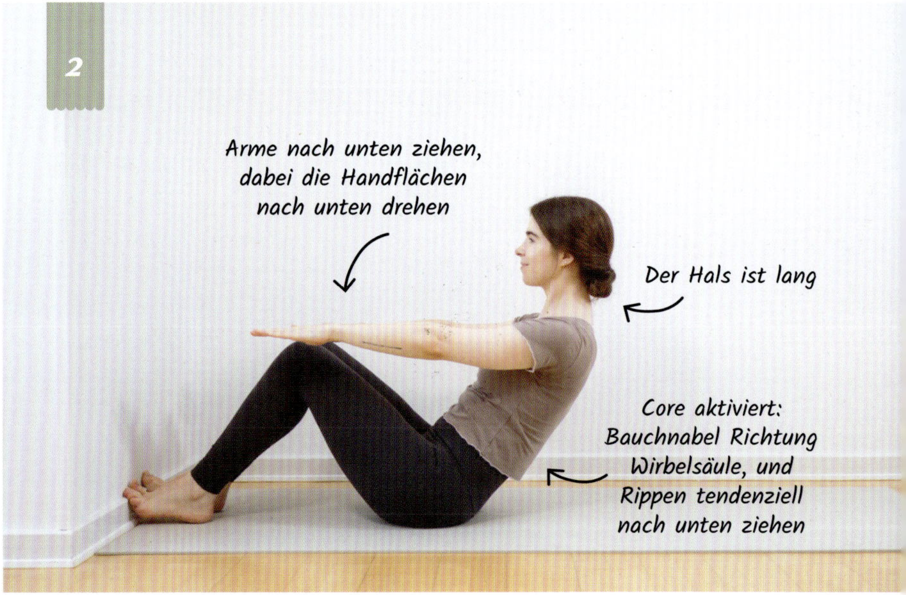
2
Arme nach unten ziehen, dabei die Handflächen nach unten drehen
Der Hals ist lang
Core aktiviert: Bauchnabel Richtung Wirbelsäule, und Rippen tendenziell nach unten ziehen

Workout 7: Für starke Bauchmuskeln

Single-Leg Wall Sit

1. Die Ausgangsposition ist ein Wall Squat: Setze dich dazu in einer Kniebeuge an die Wand. Die Füße und Knie sind hüftweit voneinander entfernt, die Knie befinden sich über den Knöcheln. Die Oberschenkel sind (fast) parallel zur Matte. Der Rücken liegt in natürlicher Kurve an der Wand. Lege die Handflächen neben dir an die Wand (Foto 1).

2. Bleibe an der Wand sitzen und halte die Position. Komm nun abwechselnd mit einem Fuß auf die Zehenspitzen und senke die Ferse danach wieder ab.

3. Versuche nun, ein Bein vollständig anzuheben, gerade nach vorne zu strecken (Foto 2), und den Fuß dann langsam und kontrolliert wieder neben dem anderen abzusetzen. Wiederhole diese Übung 4- bis 6- mal abwechselnd auf jeder Seite – entweder Zehenspitzen oder ganzes Bein – während du im Wall Squat bist.

Weiter geht's auf dem nächsten Blatt.

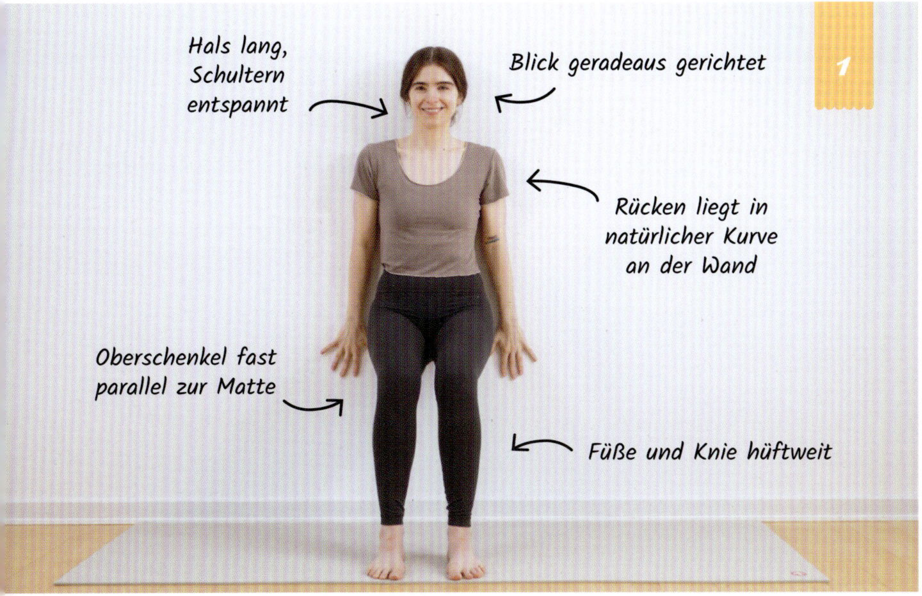

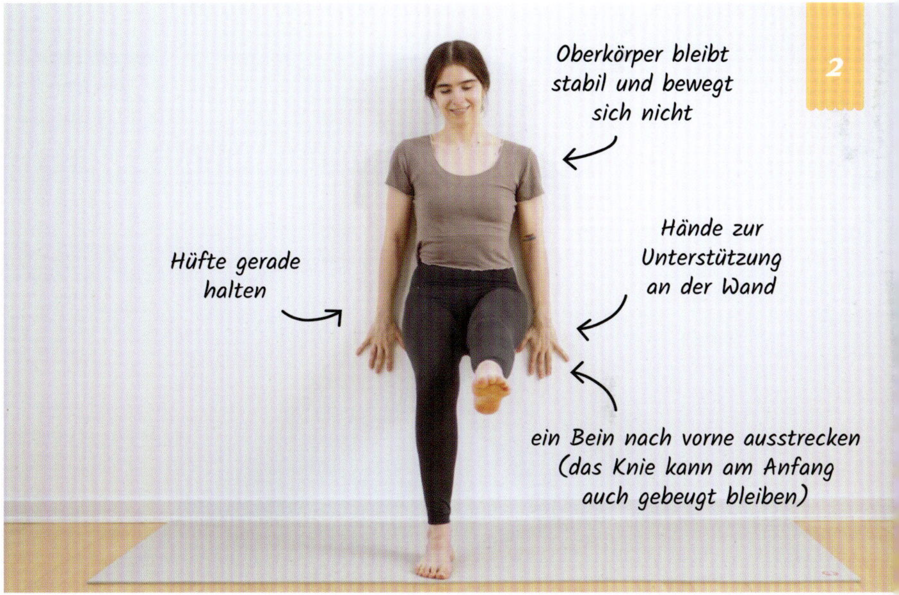
2
Oberkörper bleibt stabil und bewegt sich nicht
Hände zur Unterstützung an der Wand
Hüfte gerade halten
ein Bein nach vorne ausstrecken (das Knie kann am Anfang auch gebeugt bleiben)

Workout 6: Für ein besseres Gleichgewicht

Wall Climbers

1. Stelle dich mit dem Blick zur Wand in etwa einer Armlänge Abstand. Die Hände sind schulterweit und auf Schulterhöhe an der Wand abgelegt. Die Handflächen liegen flach an der Wand, die Fingerspitzen greifen die Wand.

2. Lehne dich leicht gegen die Wand, sodass dein Körper eine gerade Linie bildet, vom Kopf bis zu den Fersen. Die Bauchmuskeln sind aktiv.

3. Ziehe nun abwechselnd das rechte Knie bis zum Bauch (Foto 1), dann das linke Knie (Foto 2). Achte dabei darauf, dass deine Hüfte stabil bleibt und die Bauchmuskulatur aktiv ist. Wiederhole die Wall Climbers abwechselnd 10- bis 20-mal pro Seite.

Weiter geht's auf dem nächsten Blatt.

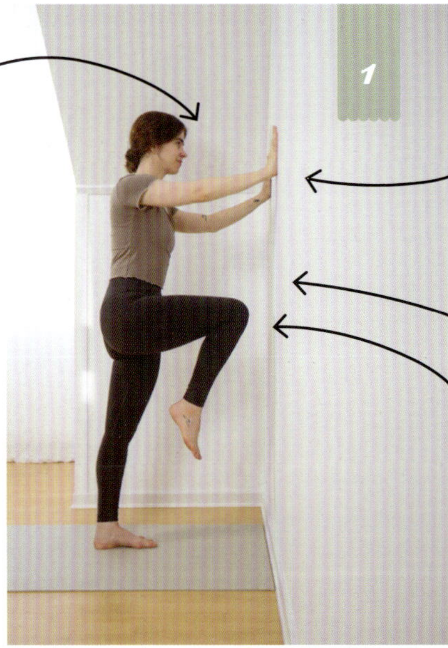

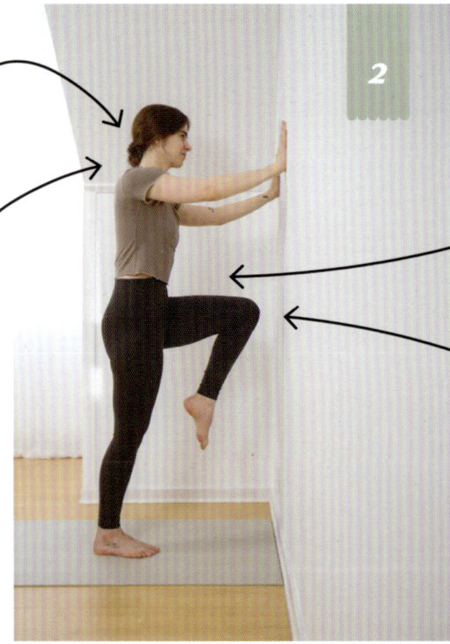

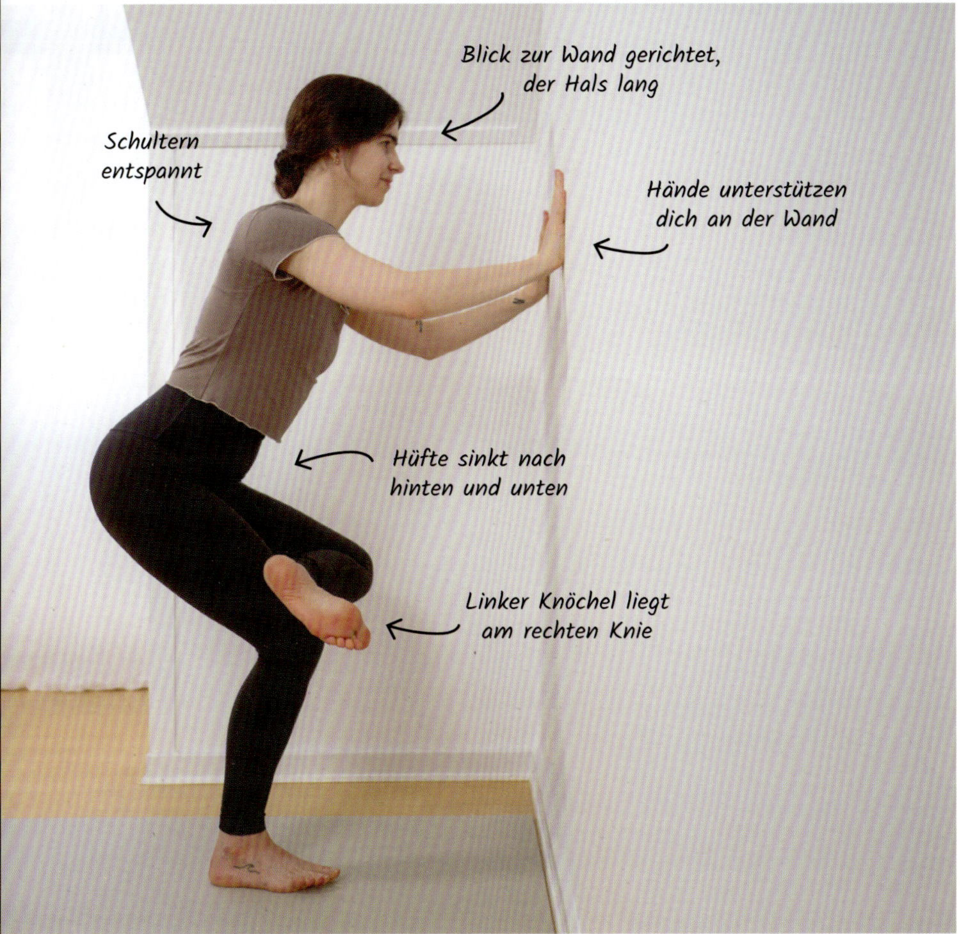

Figur 4

1. Stelle dich mit etwa einer Armlänge Abstand an die Wand. Der Blick ist zur Wand gerichtet und die Hände liegen an der Wand, um Stabilität zu bieten.
2. Lege den linken Knöchel auf das rechte Knie, sodass dein linkes Knie zur Seite zeigt.
3. Beuge das rechte Knie und sinke langsam nach unten und hinten, als würdest du dich auf einen Stuhl setzen. Achte darauf, dass dein rechtes Knie über dem Knöchel bleibt. Lass die Hände nach Bedarf an der Wand entlang nach unten gleiten, während du tiefer in die Dehnung sinkst.
4. Halte dabei deine Hüfte parallel zur Wand, um die Ausrichtung zu stabilisieren.
5. Halte die Figur 4 für 4 bis 6 Atemzüge und versuche, die Finger sogar vorsichtig von der Wand zu lösen, um dein Gleichgewicht noch mehr herauszufordern. Wiederhole diese Übung auf der anderen Seite.

TIPP: *Wenn du dich sicher fühlst, kannst du auch hier die Hand an der Wand leichter werden lassen.*

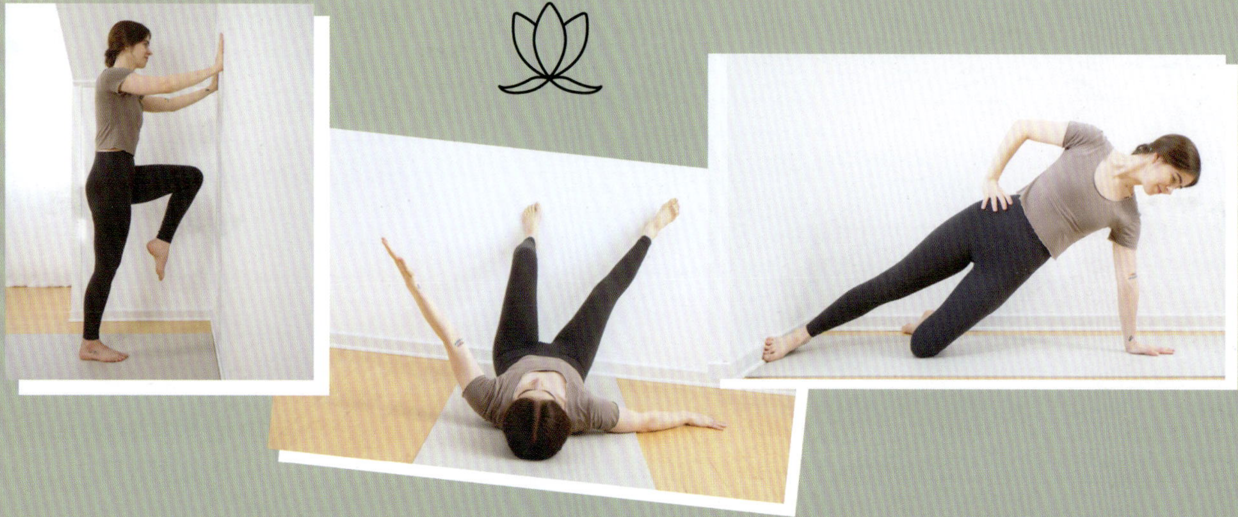

Für starke Bauchmuskeln

Starke Bauchmuskeln sind ein oft-angestrebtes Ziel. Die gute Nachricht: Mit Pilates bist du auf einem sehr guten Weg dahin! Wichtig ist dabei immer: Die Mind-Body-Connection aufrechtzuerhalten, also die Konzentration und den Fokus auf die Muskeln zu legen, die trainiert werden. In diesem Workout liegt der Fokus auf der Core-Muskulatur.